中医临床诊疗理论与实践

汪栋材　吴海滨　安晓青
王栋范　钱宏图　徐胜艳　主编

山东大学出版社
SHANDONG UNIVERSITY PRESS
·济南·

图书在版编目(CIP)数据

中医临床诊疗理论与实践 / 汪栋材等主编. -- 济南：山东大学出版社, 2024. 10. -- ISBN 978-7-5607-8459-5

Ⅰ. R24

中国国家版本馆 CIP 数据核字第 2024N3862S 号

责任编辑　毕文霞
封面设计　崔爱红

中医临床诊疗理论与实践
ZHONGYI LINCHUANG ZHENLIAO LILUN YU SHIJIAN

出版发行　山东大学出版社
社　　址　山东省济南市山大南路 20 号
邮政编码　250100
发行热线　(0531)88363008
经　　销　新华书店
印　　刷　济南巨丰印刷有限公司
规　　格　787 毫米×1092 毫米　1/16
　　　　　7.625 印张　184 千字
版　　次　2024 年 10 月第 1 版
印　　次　2024 年 10 月第 1 次印刷
定　　价　108.00 元

《中医临床诊疗理论与实践》
编委会

主　编　汪栋材　吴海滨　安晓青　王栋范
钱宏图　徐胜艳

副主编　向　燕　单加云　钟宝珠　李卫琴
闻雅楠　谷淑敬　李东方　罗启飞
杨　茜　马倩雯　林小明　李泽鹏

编　委　（以姓氏笔画为序）

马倩雯　杭州市第九人民医院
王　慧　深圳市龙华区中心医院
王栋范　广州市中西医结合医院
向　燕　云阳县中医院
安晓青　江西中医药大学附属医院
李卫琴　山西省中西医结合医院
李东方　北京市丰台中西医结合医院
李泽鹏　广西中医药大学第三附属医院（柳州市中医医院、柳州市壮医医院）
杨　茜　天津市北辰区中医医院
吴海滨　深圳市中医院
谷淑敬　灌云县中医院
汪栋材　深圳市中医院
林小明　乐平市中医医院
罗启飞　成都市中西医结合医院
单加云　深圳精诚医疗集团如皋医院
钟宝珠　广州中医药大学第一附属医院白云医院
闻雅楠　北京市东城区天坛社区卫生服务中心
钱宏图　南京市中医院
徐胜艳　湖南中医药大学第二附属医院
郭九叶　北京市朝阳区妇幼保健院
黄加力　浙江中医药大学附属杭州市中医院（杭州市丁桥医院）
韩松雪　北京市朝阳区妇幼保健院

前 言

中医学是中国人民长期以来与疾病作斗争的极为丰富的经验总结，是中国优秀文化中的一颗璀璨明星，对中华民族的繁衍昌盛发挥着不可置疑的重要作用，也为世界各族人民的健康和世界医疗科技的发展做出了重要贡献。在长期的医疗实践中，中医学逐渐形成了自己独特的理论体系，取得了卓越的临床疗效。

中医学是研究人体生理、病理及疾病的诊断和防治等的一门学科。中医学诞生于原始社会，春秋战国时期中医理论已基本形成，之后历代均有总结发展。中医学承载着中国古代人民同疾病作斗争的经验和理论知识，是在古代朴素的唯物论和自发的辩证法思想指导下，通过长期医疗实践逐步形成并发展成的医学理论体系。为了不断总结临床经验，继承和发扬中医学术成就，我们特意编写了此书。

本书对中医诊疗学进行了详细阐述，介绍了中医学的基础理论，包括病因病机、诊法、辨证论治、治则治法、中药疗法等，并详细论述了内科、外科、妇产科常见病的中医诊断、辨证分型、中药治疗及其他治疗，突出了中医学整体观念及辨证论治的特点。本书条理清晰、结构合理、内容充实、深入浅出、通俗易懂、简明实用，可作为临床医师的案头工具书，也可作为高等中医院校学生学习中医学的参考用书。

随着医疗技术的发展，各种疾病诊断与治疗的技术日新月异，加之作者水平和经验有限，故书中如有疏漏或不足之处，恳请广大读者及医务工作者批评指正，以更好地总结经验，达到共同进步、提高中医诊疗水平的目的。

编　者

2024 年 5 月

目　录

第一章 中医学的基础理论

第一节 病因病机

一、病因

病因是引起疾病的原因。中医认识病因的方法一是详细询问发病的经过及其有关情况，推断病因；二是以病证的临床表现为依据，进行综合分析推求病因，即辨证求因。后者是中医认识病因的主要方法。

(一)外感病因

六淫是指风、寒、暑、湿、燥、火六种外感病邪的总称。风、寒、暑、湿、燥、火本是自然界六种正常的自然气候，一般不会引起人体发病。只有当六气变化异常，如六气太过或不及，或非其时而有其气，或气候急骤变化；或六气基本正常而人体的适应能力低下，不能适应六气的正常变化时，六气才称为六淫。六淫致病一般具有外感性、季节性、地区性、相兼性和转化性五大特点。

1.风邪

自然界中具有风之轻扬开泄，善动不居特性的外邪，称为风邪。风邪为病称为外风病。风为春季的主气，但四季皆有，故风邪致病以春季为多。风邪的性质及致病特点如下所述。

(1)风性轻扬开泄，易袭阳位：风有向上升散特性，易伤头面部阳经、肌表、腠里。临床上可出现头痛，汗出，恶风，浮缓脉。

(2)风邪善行而数变：风性游移，行无定处。发病迅速，传变快。如临床上所见的风疹。

(3)风性主动：其致病具有类似摇动症状，如眩晕，抽搐，震颤，角弓反张。

(4)风为百病之长：风邪常为外邪致病的先导，致病极为广泛。如风寒、暑风、风湿、风燥、风火等。

2.寒邪

自然界中具有寒冷、凝结特性的外邪称为寒邪。寒邪为病称为外寒病。寒为冬季的主气，故寒邪致病多在冬季。寒邪的性质和致病特点如下所述。

(1)寒为阴邪，易伤阳气：阴胜则阳病，寒邪易伤人体阳气。寒邪袭表，卫阳被遏，可见恶寒。寒中脾胃，损伤脾阳，可见脘腹胀痛，吐泻。寒中少阴，损伤心肾之阳，可见手足厥冷，下利清谷，脉细微。

(2)寒性凝滞:易致经脉气血凝闭不通,不通则痛,特点是遇寒加重,得热减轻。

(3)寒性收引:寒邪易致气机收敛,腠理闭塞,筋脉收缩而挛急。症见恶寒无汗,头身痛,脉紧,肢体屈伸不利。

3.暑邪

暑为夏季的火热之邪,具有明显的季节性。暑邪为病称为暑病。暑邪的性质和致病特点如下所述。

(1)暑为阳邪,其性炎热,易致阳盛:症见高热,心烦,面赤,脉搏洪大。

(2)暑性布散,易耗气伤津:暑邪犯体,肌腠开泄,多汗伤津,气随津出。症见多汗,口渴,多饮,尿赤短少,气短无力,甚则昏倒,不省人事。

(3)暑多夹湿:暑季不仅炎热,且多雨潮湿,故暑邪多夹湿邪,侵犯人体,症见发热外,兼见四肢困倦,胸闷,呕恶,便溏,苔黄腻。

4.湿邪

自然界中具有重浊、黏滞、趋下特性的外邪称为湿邪。湿为长夏的主气,长夏为秋夏之交,故长夏多湿病。湿邪为病称为外湿病。湿邪的性质和致病特点如下所述。

(1)湿为阴邪,易阻滞气机,损伤阳气:症见胸闷,脘痞,小便短涩,大便不爽,腹泻尿少,水肿,腹水等。

(2)湿性重浊:症见头重如裹,周身困重,四肢酸痛沉重,便溏,白带多,湿疹,小便混浊不清。

(3)湿性黏滞:反映在症状的黏滞性,如大便黏腻不爽,小便涩滞不畅和病程的缠绵性,病程较长,时起时伏,反复发作。

(4)湿性趋下,易袭阴位:湿邪致病易侵及人体下部,如水肿以下肢为甚,淋浊,泄痢,带下等。

5.燥邪

自然界中具有干燥、收敛、清肃特性的外邪称为燥邪。燥邪为病称为燥病。燥为秋季主气,故燥病多见于秋季。燥邪的性质和致病特点如下所述。

(1)燥性干涩,易伤津液:症见口渴尿少,便结,皮肤干裂,毛发不荣。

(2)燥易伤肺:燥邪伤人,常自口鼻而入,最易伤肺。症见干咳,少痰,喘息,胸闷,痰中带血等。

6.火(热)邪

自然界中具有火之炎热特性的外邪称为热邪。热邪致病称为外热病。火(热)邪的性质和致病特点如下所述。

(1)热为阳邪,易伤津耗气:热邪迫津外泄,消灼阴津。症见口干舌燥,尿短,便结,伴乏力少气。

(2)火为阳邪,其性炎上:症见头痛目赤,唇口糜烂,咽喉肿痛。

(3)热邪易生风动血:指热邪燔灼肝经,筋脉失养,迫血妄行,灼伤络脉,热极生风。症见高热抽搐,角弓反张和各种出血症状。

(4)热邪易致疮疡:热邪侵入血分,腐蚀血肉。症见痈肿疮疡。

(5)热邪易扰心神:热邪入营血,扰心。症见心烦失眠,重则烦躁不安,神昏,谵语。

（二）内伤病因

1.七情内伤

七情指喜、怒、忧、思、悲、恐、惊七种情志变化。七情内伤指突然、剧烈、持久的精神刺激，超过了人体生理活动功能调节范围，导致气机紊乱及脏腑气血功能紊乱，从而导致疾病的发生。七情的致病特点如下所述。

（1）七情皆从心发：心是人体生命活动的主宰，既主宰人体生理活动，也主宰心理活动，包括情志活动。七情从心而发之后，不同的情志会影响与之相应的内脏。

（2）直接伤及内脏：由于五脏与情志活动有相对应的关系，因此，七情太过可损伤相应的脏腑，如心主喜，过喜则伤心。

（3）影响脏腑气机：怒则气上，喜则气缓，忧悲则气消，恐则气下，思则气结，惊则气乱。

（4）多为情志病：七情致病常可导致癫狂、惊悸等，表现为以精神失常为主的情志病。

2.劳逸

（1）过劳：

1）劳力过度：劳则气耗，出现喘息汗出，精神不振。

2）劳神过度：耗伤心血、脾气，出现心悸健忘，食少，腹胀。

3）房劳过度：耗伤肾精，出现腰膝酸软，头晕耳鸣。

（2）过逸：逸则气滞，气血运行不畅，出现食少，动则心悸，气喘汗出。

3.饮食

（1）饥饱失常：过饥则气血无源，正气虚损，继发他病。过饱则中焦不能运化，脾胃损伤，郁而化热，聚湿生痰等。

（2）饮食不洁：可引发多种胃肠道疾病。

（3）饮食偏嗜：过食生冷寒凉食物，易损伤脾阳，出现腹痛腹泻；过食辛温燥热之品，易胃肠积热，出现口渴，便秘等。偏嗜五味亦可导致与之相应的内脏功能偏盛，破坏五脏的平衡协调，导致疾病的发生。

（三）病理产物形成的病因

1.水湿痰饮

水湿痰饮是机体内水液代谢障碍所形成的病理产物，这种病理产物一经形成便作为一种新的致病因素作用于机体，导致脏腑功能失调，继而引起多种复杂的病理变化。湿指弥散于组织中的水液，湿聚成水，积水成饮，饮凝成痰。从形质而言，稠浊者为痰，清稀者为饮，更清者为水。

水湿痰饮的形成：外感六淫，七情内伤，饮食劳逸，可引起肺失宣降，脾失健运，肾失温化，三焦失通调，导致水液代谢障碍，水津停滞而成。

水湿痰饮致病特点如下。

（1）阻滞气机：阻碍气血，影响脏腑气机升降；阻滞经络，致气血运行不畅。

（2）致病广泛，变化多端：痰饮停聚部位不同，则症状各异。如痰阻于心，则胸闷心悸；饮溢肌肤，则肌肤水肿。

（3）病势缠绵，病程较长：水湿痰饮，重浊黏滞，致病则病势缠绵，病程较长。

（4）易扰乱心神，且多见滑腻舌苔。

2.瘀血

瘀血是指体内血液停滞,不能正常运行。它既包括积于体内的离经之血,又包括阻滞于血脉及脏腑内的运行不畅的血液。其表现为疼痛,肿块,出血,发绀,舌质紫暗,脉涩或结代。另外,还可出现渴不欲饮,肌肤甲错等症状。

二、发病

发病是指疾病的发生过程,是机体处于病邪的损害和正气的抗损害之间的矛盾斗争过程。

(一)发病的基本原理

1.正气不足是发病的内部因素

所谓"正气"是人体的生理功能及对外界环境的适应能力、抗邪能力和康复能力,简称为"正"。正气的范围十分广泛,如脾胃滋养全身的功能,肾中精气调节全身阴阳的能力,卫气的护卫肌表祛邪外出的能力,经络系统调节功能平衡的生理功能等,均属于正气。

2.邪气是发病的重要条件

所谓"邪气",泛指各种致病因素,简称为"邪"。其包括六淫、疠气、饮食失宜、七情内伤、劳逸损伤、外伤、寄生虫、虫兽所伤等。有时也包含着机体内部继发产生的病理代谢产物,如痰饮、瘀血、宿食、内湿等。邪气可影响发病的性质、类型和特点。如寒邪致病多表现为表寒证,热邪致病多表现为表热证。邪气还可影响病情轻重和病位不同。六淫发病,其始多轻浅;疫疠之邪致病,有的始发就病情较重。风为阳邪,其性轻扬,易袭阳位,常易侵犯人体的肌表、头面、肺等,从而出现恶寒发热,头项强痛,咳嗽咳痰等临床表现。

3.正邪相搏

邪胜正负则发病,正胜邪负则不发病。邪气损正,可导致机体功能失常。如影响脏腑经络气机,可造成形质异常,如精气、血、津液的亏耗。还可改变个人体质特征,如阴邪致病,损伤阳气,久之可使机体由原型体质转变为阳虚体质;阳邪致病,易伤阴津,久之则可使机体由原型体质转变为阴虚体质。正气抗邪,可抵御外邪的入侵。邪气侵袭人体,机体的正气无论强弱,都会与之抗衡,可影响发病的证候类型。证候的发生是正邪相搏的表现,是机体对致病因素作出的反应。正气抗邪有余,正盛邪实,常表现为表证、热证、实证。正气抗邪的作用还表现为疾病的不药而自愈。

4.在不同的条件下正与邪的主导作用不同

正气的主导作用:同一邪气感受于不同的个体,有人发病,有人却不发病,说明发病与否取决于个人正气旺衰。邪气的主导作用:同一个体若正气处于常态,感受了不同的邪气可能不发病或发病。正与邪都是可变动的因素,在不同的具体条件下,正气和邪气在发病中可分别起着主导作用,并且均不能忽视对方在疾病发生与发展变化过程中的影响。

(二)影响发病的主要因素

1.外界环境与发病

(1)气候因素:四季气候的异常变化,是孳生和传播邪气致病的条件,从而导致季节性的多发病。

(2)地域因素:不同的地域,地势高低、气候特点、物产各有不同,且由于地壳元素分布的不均衡性形成了不同的地域特点，影响人们的生活习惯和生理特点，并发生地域性的多发病和常见病。

(3)生活工作环境因素：清洁舒适优美的生活居处与工作环境能直接影响人的身心，使人焕发活力，提高工作和学习效率，减少疾病的发生，反之亦然。

2.体质因素与发病

体质是指形成于先天，定型于后天的个体在形态结构、代谢和生理功能上相对稳定的特性。体质因素决定对某些病邪的易感受性。如小儿脏腑娇嫩，气血未充，为稚阴稚阳之体，易感外邪或因饮食所伤而发病；老人五脏精气多虚，易患痰饮、咳喘、眩晕、心悸、消渴等病。体质因素还决定了某些疾病的证候类型。如同是感受风寒之邪，因体质差异，而有表实证与表虚证之异；病因不同，而体质因素相同时，也可表现为相同或相似的证候类型。

3.情志因素与发病

情志活动是由外界刺激所引起的内脏功能反应(情志发病与其性质强度和持续时间有关)。如怒可加重病情，惊恐发病多迅速，忧思致病多呈缓慢的过程。

(三)发病类型

1.感邪即发

感邪即发是指感邪后立即发病，如新感伤寒、温病等。

2.伏而后发

伏而后发是指机体感受了某些病邪后病邪潜伏于体内，经过一定时间或在诱因作用下过时而发病，如破伤风、狂犬病等。

3.徐发

徐发是指徐徐发病，系与感邪即发相对而言，如风寒阻滞肌肉、筋脉、关节而产生疼痛、重着、麻胀等。

4.继发

继发是指在原发疾病的基础上继发新的病症。如病毒性肝炎所致的胁痛、黄疸等，若失治或误治，日久可继发鼓胀(肝硬化腹水)。

5.合病和并病

合病是指两经或三经的证候同时出现者，并病是指一经病症未去又出现另一经证候者，其区别主要在于发病时间上的差异。合病多见于病邪较盛之时，由于邪盛可同时侵犯两经。并病多体现于病位的传变之中。

6.复发

复发是指重新发作的疾病，其基本证候可类似于初病但又不仅仅是原有病理过程的再现，而是有诱发因素作用于旧病之宿根，机体遭受到再一次的病理性损害而旧病复发。常见类型有疾病少愈即复发，休止与复发交替，急性发作与慢性缓解期交替。

三、病机

病机即疾病发生、发展与变化的机制，是病因作用于人体致使机体某一部位或层次的生理状态遭到破坏，产生形态、功能、代谢方面的某种失调、障碍或损害等，且自身又不能一时自行康复的病理变化。基本病机是指机体对于致病因素侵袭或影响所产生的基本病理反应，是病机变化的一般规律。

(一)邪正盛衰

邪正盛衰是指疾病的发生发展过程中致病邪气与机体抗病能力之间相互斗争所发生的盛衰变化，关系到疾病的发生。其决定病证的虚实变化，直接影响疾病的发展与转归。邪气盛则实，精气夺则虚。所谓“实证”是以邪气盛为矛盾的主要方面，而正气未衰，正邪相搏，斗争激烈，反应明显，表现为一系列亢盛有余的证候。所谓“虚证”是以正气虚损为矛盾的主要方面，邪气已衰，或纯虚无邪，表现为一系列衰退虚弱、不足的证候。邪正的消长盛衰，不仅可产生单纯的实证、虚证，而且在某些长期的、复杂的疾病发展过程中，还会出现虚实之间多种变化，主要有如下几种类型。

1.虚实错杂

虚实错杂是指在疾病过程中，由于病邪与正气相互斗争，其邪盛和正衰同时并存的病理状态。虚实错杂包括虚中夹实和实中夹虚，前者如脾气虚损，健运失职，气不化水，水湿停聚，泛溢于肌肤所致水肿病证；后者如外感热病发展过程中，邪热炽盛，煎灼津液，实热伤津，所致气阴两虚病证。

2.虚实转化

虚实转化是指在疾病过程中，由于实邪久留损伤正气，或正气不足，而致实邪积聚等所致的虚实病理转化过程，包括由实转虚和因虚致实两种情况。

3.虚实真假

虚实真假是指疾病在某些特殊情况下，疾病的现象与本质不完全一致，则可出现某些与疾病本质不符的假象的病理状态。其包括真虚假实和真实假虚。前者是指虚为病机的本质，实象则是表现的假象；后者是指实为病机的本质，虚象则是表现的假象。此即“至虚有盛候，大实有羸状”。另外，邪正盛衰还影响病势的趋向和转归。正胜邪退则疾病向好转痊愈方向发展；邪去正虚，多见于重病的恢复期；邪盛正虚，则病情向危重方向发展；邪正相搏则病势迁延；正虚邪恋则疾病由急性转为慢性，经久不愈或遗留某些后遗症。

(二)阴阳失调

阴阳失调是指机体在疾病的发生、发展过程中，由于致病因素的影响导致机体阴阳两方面失去相对的协调与平衡，形成阴阳或偏盛，或偏衰，或阴不制阳，或阳不制阴，或互损，或格拒，或转化，或亡失的病理状态。

1.阳盛

阳盛是指机体在疾病发展过程中所出现的一种阳气偏盛，脏腑、经络相对亢奋、热量过剩的病理状态。其原因常见感受温热阳邪，感受阴邪从阳化热，或气滞血瘀、食积郁滞而化热。病机特点多为阳盛阴未虚的实热证。临床表现为“阳盛则热”，发展趋势为“阳盛则阴病”，阳盛伤阴，形成实热兼阴亏证，或转化为虚热证。

2.阴盛

阴盛是指机体在疾病发展过程中所出现的一种阴气偏盛，脏腑经络功能障碍或减退，产热不足及病理产物积聚的病理状态。其原因常见感受寒湿阴邪，或过食生冷，寒湿中阻。病机特点多为阴盛阳未虚的实寒证。临床表现为“阴盛则寒”，发展趋势为“阴盛则阳病”，患者多伴有阳虚。

3.阳虚

阳虚是指机体阳气虚损，功能不足，热量不足的病理状态。其原因常见有先天禀赋不足，后天失养，劳倦内伤，久病伤阳。病机特点多为阳虚，阳不制阴，阴相对亢盛的虚寒证。临床表现为“阳虚则寒”，可致“亡阳”。

4.阴虚

阴虚指机体精血、津液等物质亏耗，以及阴不制阳，导致阳相对亢盛，功能虚性亢奋的病理状态。其原因常见有阳邪伤阴，五志化火伤阴，久病伤阴。病机特点多为阴不足，滋养功能减退，以及阳相对亢盛的虚热证。临床表现为“阴虚则热”，可形成阴不制阳。

5.阴损及阳

阴损及阳是指由于阴液亏损，累及阳气生化不足或无所依附而耗散，从而在阴虚的基础上又导致阳虚，形成以阴虚为主的阴阳两虚的病理状态。

6.阳损及阴

阳损及阴是指由于阳气亏损，无阳则阴无以生，累及阴液生化不足，从而在阳虚的基础上又导致阴虚，形成以阳虚为主的阴阳两虚的病理状态。

7.阴盛格阳

阴盛格阳是指阴寒之邪壅盛于内，逼迫阳气浮越于外，使阴阳之气不相顺接，相互格拒的一种病理状态。其临床表现是真寒假热证。

8.阳盛格阴

阳盛格阴是指邪热内盛，深伏于里，阳气被遏，郁闭于内，不能外达于肢体而格阴于外的一种病理状态。其临床表现是真热假寒证。

9.亡阳

亡阳是指机体阳气突然脱失，而致全身功能突然严重衰竭的一种病理状态。

10.亡阴

亡阴是指机体的阴液突然脱失，而致全身功能突然严重衰竭的一种病理状态。

第二节　诊法

诊法是中医诊察和收集疾病有关资料的基本方法，包括望、闻、问、切四种，简称“四诊”。人体是一个有机的整体，人体皮、肉、脉、筋、骨、经络与脏腑息息相关，而以脏腑为中心，以经络通联内外，外部的征象与内在的脏腑功能关系密切，因而通过审察其外部征象，可以探求疾病的本质。疾病的发生，往往在机体外部发生某些细微的变化，通过望、闻、问、切四种诊察方法，全面收集临床上这些变化的资料，并加以综合分析，才能对病证作出准确判断，进而为辨证治疗打下基础。

一、望诊

望诊是医生运用视觉观察患者的神色形态、局部表现，舌象、分泌物和排泄物色质的变化来诊察病情的方法。望诊应在充足的光线下进行，以自然光线为佳。

(一)全身望诊

全身望诊主要是望患者的精神、面色、形体、姿态等，从而对病性的寒热虚实、病情的轻重缓急形成总体的认识。

1.望神

神，广义是指高度概括的人体生命活动的外在表现，狭义是指神志、意识、思维活动。望神即通过观察人体生命活动的整体表现来判断病情。

(1)得神：多见精神充沛，神志清楚，表情自然，言语正常，反应灵敏，面色明润含蓄，两目灵活明亮，呼吸顺畅，形体壮实，肌肉丰满等。

(2)少神：多见神气不足，精神倦怠，动作迟缓，气短懒言，反应迟钝，面色少华等。

(3)失神：多见神志昏迷，或烦躁狂乱，或精神萎靡；目光呆滞或晦暗无光，转动迟钝；形体消瘦，或全身浮肿；面色晦暗或鲜明外露；还可见到呼吸微弱，或喘促鼻煽，甚则猝然仆倒，目闭口开，手撒遗尿，或搓空理线，寻衣摸床等。

(4)假神：多见于大病、久病、重病之人。精神萎靡，面色暗晦，声低气弱，懒言少食；病未好转，突然见精神转佳，两颊色红如妆，语声清亮，喋喋多言，思食索食等。也称“回光返照”“残灯复明”。

2.望色

望色是指通过观察皮肤色泽变化以了解病情的方法，能了解脏腑功能状态和气血盛衰、病邪的性质及邪气部位。

(1)常色：正常的面色与皮肤色，包括主色与客色。

1)主色：终生不变的色泽。

2)客色：受季节、气候、生活和工作环境、情绪及运动的因素影响所致气色的短暂性改变。

(2)病色：病色包括五色善恶与五色变化。五色善恶主要通过色泽变化反映出来，明润光泽而含蓄为善色，晦暗枯槁而显露为恶色。五色变化主要表现为青、赤、黄、白、黑五色，主要反映主病、病位、病邪性质和病机。

1)青色：主寒证、痛证、惊风、血瘀。

2)赤色：主热。

3)黄色：主湿、虚、黄疸。

4)白色：主虚、寒、失血。

5)黑色：主肾虚、水饮、瘀血。

3.望形体

形体指患者的外形和体质。

(1)胖瘦：主要反映阴阳气血的偏盛偏衰的状态。

(2)水肿：面浮肢肿而腹胀为水肿证；腹胀大如裹水，脐突，腹部有青筋是鼓胀之证。

(3)瘦瘪：大肉削瘦，肌肤干瘪，形肉已脱，为病情危重之恶病质。小儿发育迟缓，面黄肌瘦，或兼有胸廓畸形，前囟迟闭等，多为疳积之证。

4.望动态

动态指患者的行、走、坐、卧、立等体态。

(1)动静：阳证、热证、实证者多以动为主；阴证、寒证、虚证者多以静为主。

(2)咳喘：呼吸气粗，咳嗽喘促，难于平卧，坐而仰首者，是肺有痰热，肺气上逆之实证；喘促气短，坐而俯首，动则喘甚，是肺虚或肾不纳气；身肿心悸，气短咳喘，喉中痰鸣，多为肾虚水泛，水气凌心射肺之证。

(3)抽搐：多为动风之象。手足拘挛，面颊牵动，伴有高热烦渴者，为热盛动风；伴有面色萎黄，精神萎靡者为血虚风动；手指震颤蠕动者，多为肝肾阴虚，虚风内动。

(4)偏瘫：猝然昏仆，不省人事，偏侧手足麻木，运动不灵，口眼㖞斜，为中风偏枯。

(5)痿痹：关节肿痛，屈伸不利，沉重麻木或疼痛者多是痹证；四肢痿软无力，行动困难，多是痿证。

(二)局部望诊

局部望诊是对患者的某些局部进行细致观察，进而了解病情的方法。

1.望头面

头部过大或过小均为异常，多由先天不足而致；囟门陷下或迟闭，多为先天不足或津伤髓虚；面肿者，或为水湿泛溢，或为风邪热毒；腮肿者，多为风温毒邪，郁阻少阳；口眼㖞斜者，或为风邪中络，或为风痰阻络，或为中风。

2.望五官

(1)望眼：眼部内应五脏，可反映五脏的情况。其中目眦血络属心，白睛属肺，黑睛属肝，瞳子属肾，眼胞属脾。望眼主要包括望眼神、色泽、形态的变化以了解人体气血盛衰的变化。

(2)望耳：主要反映肾与肝胆的情况。

(3)望鼻：主要反映肺与脾胃的情况。

(4)望口唇：主要反映脾胃的情况。

(5)望齿龈：主要反映肾与胃的情况。

3.望躯体

见瘿瘤者，为肝气郁结，气结痰凝；见瘰疬者，为肺肾阴虚，虚火灼津，或感受风火时毒，气血壅滞；项强者，为风寒外袭，经气不利，或为热极生风；鸡胸者，多为先天不足，或为后天失养；腹部深陷，多为久病虚弱，或为新病津脱；腹壁青筋暴露者，多属肝郁血瘀。

4.望皮肤

主要观察皮肤的外形变化及斑疹、痘疮、痈疽、疔疖等情况。

5.望毛发

主要观察发毛的色泽、分布及有无脱落等情况。

(三)望排出物

望排出物包括望排泄物和分泌物，如痰、涎、涕、唾，呕吐物，大小便等，通过观察性状、色泽、量的多少等辨别疾病的寒热虚实、脏腑的盛衰和邪气的性质。

(四)望小儿指纹

望小儿指纹适用于3岁以内的小儿,与成人诊寸口脉具有相同的诊断意义。小儿指纹是手太阴肺经的分支,按部位可分为风、气、命三关。示指第一节为风关,第二节为气关,第三节为命关。正常指纹为红黄隐隐于示指风关之内。其临床意义可概括为纹色辨寒热,即红紫多为热证,青色主惊风或疼痛,淡白多为虚证;淡滞定虚实,即色浅淡者为虚证,色浓滞者为实证;浮沉分表里,即指纹浮显者多为表证,指纹深沉者多为里证;三关测轻重,即指纹突破风关,显至气关,甚至显于命关,表明病情渐重,若直达指端称为"透关射甲",为临床危象。

(五)望舌

舌诊对了解疾病本质,指导辨证论治有重要意义。望舌时应注意光线充足,以自然光线为佳。患者应自然伸舌,不可太过用力。并注意辨别染苔。正常舌象可概括为淡红舌,薄白苔,即舌质淡红明润,胖瘦适中,柔软灵活;舌苔薄白均匀,干湿适中,不黏不腻,揩之不去。

1.望舌质

(1)望舌色。

1)淡白舌:舌色红少白多,色泽浅淡,多为阳气衰弱或气血不足,为血不盈舌,舌失所养而致。主虚证、寒证。

2)红舌:舌色鲜红或正红,多由热邪炽盛,迫动血行,舌之血脉充盈所致。主热证。

3)绛舌:舌色红深,甚于红舌。主邪热炽盛,主瘀。

4)青紫舌:色淡紫无红者为青舌,色深绛而暗者为紫舌,二者常常并见。青舌主阴寒、瘀血;紫舌主气血瘀滞、瘀血。

(2)望舌形。

1)老嫩:舌质粗糙,坚敛苍老,主实证或热证,多见于热病极期;浮胖娇嫩,或边有齿痕,主虚证或寒证,多见于疾病后期。

2)胖瘦:舌体肥大肿胀为胖肿舌,舌体瘦小薄瘪为瘦瘪舌。

3)芒刺:舌乳头增生、肥大高起,状如草莓星点,为热盛之象。

4)裂纹:舌面有裂沟,深浅不一,浅如划痕,深如刀割,常见于舌面的前半部及舌尖侧,多因阴液耗伤而成。

5)齿印:舌边有齿痕印记称为齿痕舌,多属气虚或脾虚。

6)舌疮:以舌边或舌尖为多,形如粟粒,或为溃疡,局部红痛,多因心经热毒壅盛而成。

7)舌下络脉:舌尖上卷,可见舌底两侧络脉,呈青紫色。若其粗大迂曲,兼见舌有瘀斑瘀点,多为有瘀血之象。

(3)望舌态。

1)痿软:舌体痿软无力,伸卷不灵,多为病情较重。

2)强硬:舌体板硬强直,活动不利,言语不清,称舌强。

3)震颤:舌体震颤抖动,不能自主。常因热极生风或虚风内动所致。

4)歪斜:舌体伸出时,舌尖向左或向右偏斜,多为风中经络,或风痰阻络而致。

5)卷缩:舌体卷缩,不能伸出,多为危重之证。

6)吐弄:舌体伸出,久不回缩为吐舌。舌体反复伸出舐唇,旋即缩回为弄舌,为心脾经有热所致。

7)麻痹:舌体麻木,转动不灵称舌麻痹。常见于血虚风动或肝风挟痰等证。

8)舌纵:舌体伸出,难以回收称为舌纵,多属危重凶兆。

2.望舌苔

(1)望苔质。

1)厚薄:透过舌苔能隐约见到舌质者为薄,不见舌质者为厚。苔质的厚薄可反映病邪的浅深和轻重。苔薄者多邪气在表,病轻邪浅;苔厚者多邪入脏腑,病较深重。由薄渐厚,为病势渐增;由厚变薄,为正气渐复。

2)润燥:反映津液之存亡。苔润表示津液未伤;太过湿润,水滴欲出者为滑苔,主脾虚湿盛或阳虚水泛。苔燥多为津液耗伤,或热盛伤津,或阴液亏虚。舌质淡白,口干不渴,或渴不欲饮,多为阳虚不运,津不上承。

3)腐腻:主要反映中焦湿浊及胃气的盛衰情况。颗粒粗大,苔厚疏松而厚,易于刮脱者,称为腐苔,多为实热蒸化脾胃湿浊所致;颗粒细小,状如豆腐渣,边缘致密而黏,中厚或糜点如渣,多为湿热或痰热所致;苔厚,刮之不脱者,称为腻苔,多为湿浊内蕴,阳气被遏所致。

(2)望苔色。

1)白苔:多主表证、寒证、湿证。

2)黄苔:多主里证、热证。黄色越深,热邪越重。

3)灰苔:多主痰湿、里证。

4)黑苔:主里证,多见于病情较重者。苔黑干焦而舌红,多为实热内炽;苔黑燥裂,舌绛芒刺,为热极津枯;苔薄黑润滑,多为阳虚或寒盛。

(3)望苔形:舌苔布满全舌者为全苔,分布于局部者为偏苔,部分剥脱者为剥苔。全苔主痰湿阻滞;偏苔多属肝胆病证;苔剥多处而不规则称花剥苔,主胃阴不足;小儿苔剥,状如地图者,多见于虫积;舌苔光剥,舌质绛如镜面,为肝肾阴虚或热邪内陷。

二、闻诊

闻诊是通过听声音和嗅气味来诊察疾病的方法。

(一)听声音

1.声音

实证和热证患者声音重浊而粗、高亢洪亮,烦躁多言;虚证和寒证患者声音轻清、细小低弱,静默懒言。

2.语言

(1)谵语:神志不清,语无伦次,语意数变,声音高亢。多为热扰心神之实证。

(2)郑声:神志不清,声音细微,语多重复,时断时续。为心气大伤,精神散乱之虚证。

(3)独语:喃喃自语,喋喋不休,逢人则止。属心气不足之虚证,或为痰气郁结、清窍阻蔽所致。

(4)狂言:精神错乱,语无伦次,不避亲疏。多为痰火扰心。

(5)言謇:舌强语謇,言语不清。多为中风。

3.呼吸

(1)呼吸:主要与肺肾病变有关。呼吸声高气粗而促,多为实证和热证;呼吸声低气微而慢,多为虚证和寒证。呼吸急促而气息微弱,为元气大伤的危重证候。

(2)气喘:呼吸急促,甚则鼻翼煽动,张口抬肩,难以平卧,多为肺有实邪或肺肾两虚所致。

(3)哮:呼吸时喉中有哮鸣音。哮证有冷热之别,多时发时止,反复难愈,为痰伏于肺,因外邪而诱发。

(4)上气:气促咳嗽,气逆呕呃。多为痰饮内停,或阴虚火旺,气道壅塞而致。

(5)太息:时发长吁短叹,以呼气为主。多为情志抑郁,肝不疏泄。

4.咳嗽

有声无痰为咳,有痰无声为嗽,有痰有声为咳嗽。暴咳声哑为肺实;咳声低弱而少气,或久咳喑哑,多为虚证。

5.呕吐

胃气上逆,有声有物自口而出为呕吐,有声无物为干呕,有物无声为吐。虚证或寒证,呕吐来势徐缓,呕声低微无力;实证或热证,呕吐来势较猛,呕声响亮有力。

6.呃逆

气逆于上,自咽喉出,其声呃呃,不能自主,为呃逆,俗称"打呃"。虚寒者,呃声低沉而长,气弱无力;实热者,呃声频发,高亢而短,响而有力。

(二)嗅气味

1.口气

酸馊者是胃有宿食;臭秽者是脾胃有热,或消化不良;腐臭者可为牙疳或内痈。

2.汗气

汗有腥膻味为湿热蕴蒸;腋下汗臭者,多为狐臭。

3.痰涕气味

咳唾浊痰脓血,味腥臭者为肺痈;鼻流浊涕,黄稠有腥臭者为肺热鼻渊。

4.二便气味

大便酸臭为肠有积热;大便溏薄味腥为肠寒;矢气奇臭为宿食积滞。小便臭秽黄赤为湿热;小便清长色白为虚寒。

5.经带气味

白带气味臭秽,多为湿热;带下清稀腥臊,多为虚寒。

三、问诊

问诊包括询问一般情况、主诉、既往史、个人生活史、家族史并围绕主诉重点询问现在证候等。

(一)问寒热

(1)恶寒发热:恶寒与发热同时出现,多为外感病初期,是表证的特征。

(2)但寒不热:多为里寒证。新病畏寒为寒邪直中;久病畏寒为阳气虚衰。

(3)但热不寒:高热不退,为壮热,多为里热炽盛;按时发热,或按时热盛为潮热(日晡潮热者,为阳明腑实证;午后潮热,入夜加重,或骨蒸痨热者,为阴虚)。

(4)寒热往来：恶寒与发热交替而发，为正邪交争于半表半里，见于少阳病和疟疾。

(二)问汗

主要诊察是否汗出，汗出部位、时间、性质、多少等。

(1)表证辨汗：表实无汗，多为外感风寒；表证有汗，为表虚证或表热证。

(2)里证辨汗：汗出不已，动则加重者为自汗，多因阳气虚损，卫阳不固；睡时汗出，醒则汗止为盗汗，为阴虚内热；身大热大汗出，为里热炽盛，迫津外泄；汗热味咸，脉细数无力，为亡阴证；汗凉味淡，脉微欲绝者，为亡阳证。

(3)局部辨汗：头汗可因阳热或湿热；半身汗出者，多无汗部位为病侧，可因痰湿或风湿阻滞，或中风偏枯；手足心汗出甚者，多因脾胃湿热，或阴经郁热而致。

(三)问疼痛

(1)疼痛的性质：新病疼痛，痛势剧烈，持续不解而拒按者为实证；久病疼痛，痛势较轻，时痛时止而喜按者为虚证。

(2)疼痛的部位：头痛，痛连项背，病在太阳经；痛在前额或连及眉棱骨，病在阳明经；痛在两颞或太阳穴附近，为少阳经病；头痛而重，腹满自汗，为太阴经病；头痛连及脑齿，指甲微青，为少阴经病；痛在巅顶，牵引头角，气逆上冲，甚则作呕，为厥阴经病。胸痛多为心肺之病，常见于热邪壅肺、痰浊阻肺、气滞血瘀、肺阴不足及肺痨、肺痈、胸痹等。胁痛多与肝胆病关系密切，可见于肝郁气滞、肝胆湿热、肝胆火盛、瘀血阻络及水饮内停等。脘腹痛，其病多在脾胃，可因寒凝、热结、气滞、血瘀、食积、虫积、气虚、血虚、阳虚所致。喜暖为寒，喜凉为热，拒按为实，喜按为虚。腰痛，或为寒湿痹证，或为湿热阻络，或为瘀血阻络，或为肾虚所致。四肢痛多见于痹证。疼痛游走者，为行痹；剧痛喜暖者，为寒痹；重着而痛者，为湿痹；红肿疼痛者，为热痹。足跟或胫膝酸痛为气血亏虚，经气不利常见。

(四)问饮食口味

主要问食欲好坏，食量多少，口渴饮水，口味偏嗜，冷热喜恶，呕吐与否等情况，以判断胃气有无及脏腑虚实寒热。

(五)问睡眠

主要问是否有失眠与嗜睡。不易入睡，或睡而易醒不能再睡，或睡而不酣，易于惊醒，甚至彻夜不眠者为失眠，为阳不入阴，神不守舍所致。时时欲睡，眠而不醒，精神不振，头沉困倦者为嗜睡，多见于痰湿内盛、困阻清阳、阳虚阴盛或气血不足。

(六)问二便

主要了解二便的次数、便量、性状、颜色、气味，以及便时有无疼痛、出血等方面。

(七)问小儿及妇女

1.问小儿

主要应了解小儿出生前后的情况，预防接种史、传染病史和传染病接触史。小儿有易感外邪、易伤饮食、易受惊吓等特点。

2.问妇女

应了解月经的初潮、月经周期、行经天数、经量、经色、经质、末次月经、有无痛经，带下、妊娠、产育，以及有无经闭或绝经年龄等情况。

四、切诊

(一)脉诊的部位和方法

脉诊的常用部位是手腕部的寸口脉,并分为寸、关、尺三部。通常以腕后高骨为标记,其内侧为关,关前(腕侧)为寸,关后(肘侧)为尺。其临床意义大致为左手寸候心、关候肝胆,右手寸候肺、关候脾胃,两手尺候肾。

以中指定关位,示指切寸位,环指(无名指)切尺位。诊脉时用轻力切在皮肤上称为浮取或轻取;用力不轻不重称中取;用重力切按筋骨间称为沉取或重取。诊脉时,医生的呼吸要自然均匀,以医生正常的一呼一吸的时间去计算患者的脉搏数。切脉的时间必须在 50 s 以上。

(二)正常脉象

正常脉象:三部有脉,沉取不绝,一息四至(每分钟 70~80 次),不浮不沉,不大不小,从容和缓,流畅有力。临床所见斜飞脉、反关脉均为脉道位置的变异,不属于病脉。

(三)常见病脉及主病

1.浮脉

(1)脉象:轻取即得,重按反减;举之有余,按之稍弱而不空。

(2)主病:主表证,为卫阳与邪气交争,脉气鼓动于外而致。也见于虚证,多因精血亏损,阴不敛阳或气虚不能内守,脉气浮散于外而致。内伤里虚见浮脉,为虚象严重。

2.洪脉

(1)脉象:脉形宽大,状如波涛,来盛去衰。

(2)主病:气分热盛。证属实证,乃邪热炽盛,正气抗邪有力,气盛血涌,脉道扩张而致。

3.大脉

(1)脉象:脉体阔大,但无汹涌之势。

(2)主病:邪盛病进,又主正虚。根据脉之有力与无力,辨别邪正的盛衰。

4.沉脉

(1)脉象:轻取不应,重按始得。

(2)主病:里证。里实证可见于气滞血瘀、积聚等,为邪气内郁,气血困阻,阳气被遏,不能浮应于外而致,脉沉而有力,按之不衰。里虚证为气血不足,阳气衰微,不能运行营气于脉外所致,脉沉无力。

5.弱脉

(1)脉象:轻取不应,重按应指细软无力。

(2)主病:气血不足,元气耗损。阳气衰微,鼓动无力而脉沉。阴血亏虚,脉道空豁而脉细无力。

6.迟脉

(1)脉象:脉来缓慢,一息脉动不足四至。

(2)主病:寒证。脉迟无力,为阳气衰微的里虚寒证。脉迟有力,为里实寒证。

7.缓脉

(1)脉象:一息四至,应指徐缓。

(2)主病：湿证、脾虚，亦可见于正常人。

8.结脉

(1)脉象：脉来缓中时止，止无定数。

(2)主病：主阴盛气结，寒痰瘀血，气血虚衰。实证者脉实有力，迟中有止，为实邪郁遏，心阳被抑，脉气阻滞而致。虚证者脉虚无力，迟中有止，为气虚血衰，脉气不相顺接所致。

9.数脉

(1)脉象：脉来急促，一息五至以上(每分钟90次以上)。

(2)主病：热证。若数而有力，多因邪热鼓动，气盛血涌，血行加速而致。若数而无力，多因精血亏虚、虚阳外越，致血行加速、脉搏加快。

10.促脉

(1)脉象：往来急促，数而时止，止无定数。

(2)主病：实证多为阳盛热实或邪实阻滞，见脉促有力。前者因阳热亢盛，迫动血行而脉数，热灼阴津，津血衰少，致急行血气不相接续，故脉有歇止。后者由气滞、血瘀、痰饮、食积等有形之邪阻闭气机，脉气不相接续而致。虚证多为脏气衰败，可见脉促无力，多因阴液亏耗，真元衰惫，气血不相接续而致。

11.虚脉

(1)脉象：举之无力，按之空虚，应指软弱。

(2)主病：虚证，多见于气血两虚。因气虚则血行无力，血少则脉道空虚而致。

12.细脉

(1)脉象：脉细如线，应指明显，按之不绝。

(2)主病：主气血两虚，诸虚劳损；又主伤寒、痛甚及湿证。虚证因营血亏虚，脉道不充，血运无力而致。实证因暴受寒冷或疼痛，则脉道拘急收缩，细而弦紧。湿邪阻遏脉道，则见脉象细缓。

13.代脉

(1)脉象：脉来迟缓力弱，时发歇止，止有定数。

(2)主病：虚证多脉代而无力，良久不能自还，为脏气衰微，脉气不复所致。实证多脉代而有力，多为痹证、痛证、七情内伤、跌打损伤等邪气阻遏脉道，血行涩滞而致。

14.实脉

(1)脉象：脉来坚实，三部有力，来去俱盛。

(2)主病：实证。乃邪气亢盛，正气不衰，正邪剧烈交争，气血涌盛，脉道坚满而致。若虚证见实脉则为真气外越之险候。

15.滑脉

(1)脉象：往来流利，应指圆滑，如盘走珠。

(2)主病：痰饮、食积、实热。为邪正交争，气血涌盛，脉行通畅所致。脉滑和缓者，可见于青壮年的常脉和妇人的孕脉。

16.弦脉

(1)脉象：形直体长，如按琴弦。

(2)主病:肝胆病、诸痛、痰饮、疟疾。弦为肝脉,以上诸因致使肝失疏泄,气机失常,经脉拘急而致;老年人脉象多弦硬,为精血亏虚,脉失濡养而致。此外,春令平脉亦见弦象。

17.紧脉

(1)脉象:脉来绷紧有力,屈曲不平,左右弹指,如牵绳转索。

(2)主病:寒证、痛证、宿食。乃邪气内扰,气机阻滞,脉道拘急紧张而致。

18.濡脉

(1)脉象:浮而细软。

(2)主病:主诸虚,又主湿。

19.涩脉

(1)脉象:脉细行迟,往来艰涩不畅,如轻刀刮竹。

(2)主病:气滞血瘀,伤精血少,痰食内停。

(四)按诊

按诊是医生用手直接触摸或按压患者某些部位,以了解局部冷热、润燥、软硬、压痛、肿块或其他异常变化,从而推断疾病部位、性质和病情轻重等情况的一种诊病方法。

(1)按胸胁:主要了解心、肺、肝的病变。

(2)按虚里:虚里位于左乳下心尖冲动处,反映宗气的盛衰。

(3)按脘腹:主要检查有无压痛及包块。腹部疼痛,按之痛减,局部柔软者为虚证;按之痛剧,局部坚硬者为实证。

(4)按肌肤:主要了解寒热、润燥、肿胀等内容。肌肤灼热为热证,清冷为寒证。

(5)按手足:诊手足的冷暖,可判断阳气的盛衰。

(6)按俞穴:通过按压某些特定俞穴以判断脏腑的病变。

第三节　辨证论治

一、八纲辨证

八纲,即阴、阳、表、里、寒、热、虚、实八类证候。八纲辨证是根据四诊所收集的资料,进行分析、综合,以概括病变的大体类别、部位、性质及邪正盛衰等方面的情况,从而将疾病归纳为阴证、阳证、表证、里证、寒证、热证、虚证、实证八类基本证候。八纲辨证是分析疾病共性的辨证方法,是各种辨证的总纲,在诊断疾病的过程中,起着执简驭繁、提纲挈领的作用。它是根据患者整体证候表现的总和概括出来的辨证规律。

八纲各有其独特的内容,但由于疾病的错综复杂性,使得八纲之间又是相互联系、密不可分的。如辨别表里必须结合寒热虚实,辨别寒热也必须结合表里虚实等。在运用八纲辨证时,除要掌握八纲各自的特点,还要注意它们之间的相互联系而灵活运用,才能作出准确的辨证。

(一)表里辨证

表里是辨别疾病病位内外和病势深浅的两个纲领,它是一个相对的概念。一般皮毛、肌腠、经络在外,属表;五脏六腑在内,属里。外邪犯表,多为疾病初起,一般比较轻浅;脏腑受病,多是病邪深入,一般比较深重。表里辨证,可了解疾病的轻重深浅及病理变化趋势,借以确立解表或攻里的治疗方法。

1.表证

表证是六淫邪气经皮毛、口鼻侵入机体,病邪浅在肌肤的证候。表证是外感病邪的初期阶段,多具有起病急、病程短、病位浅的特点。

(1)证候:发热恶寒(或恶风寒),舌苔薄白,脉浮。常兼鼻塞流涕,头身痛,咳嗽等症状。

(2)分析:六淫邪气客于皮毛肌表,阻遏卫气不得宣发,故发热;卫气受遏,肌肤失于温煦,故恶寒或恶风;邪气郁滞经络,气血不畅,则头身痛;邪未入里,故舌象尚无变化,出现薄白苔;外邪袭表,正气奋起抗邪,脉气鼓动于外,故脉浮;肺主皮毛,鼻为肺窍,外邪从皮毛、口鼻而入,内应于肺,肺失宣肃,故出现鼻塞流涕、咳嗽。

2.里证

里证是疾病深入于里(脏腑、气血、骨髓)所表现出的一类证候;多由表邪不解,内传于里,或外邪直中脏腑,或七情内伤、饮食劳倦等,使脏腑气血功能失调而致。里证包括的证候范围广泛,临床表现多种多样,但概括起来则以脏腑的证候为主。里证病程长,患者不恶风寒,脉象不浮,多有舌质、舌苔的变化,可以此与表证相鉴别。具体内容将在脏腑辨证部分介绍。

3.表证和里证的关系

(1)表里同病:表证和里证同时在一个患者身上出现,多见于表证未解,邪已入里;或旧病未愈,复感外邪;或先见外感,又伤饮食;或病邪同时侵犯表里。临床表现为既有发热、恶寒、头痛、无汗等表证的症状,又有腹胀、便秘、小便黄等里证的症状。

(2)表里转化:在一定条件下,表证、里证可以互相转化,即"由表入里"和"由里出表",这主要取决于正邪斗争的结果。机体正气不足、抵抗力减弱,或邪气过盛,或护理不当,或失治误治等,均可使表邪入里。若治疗及时,或护理得当,使正气渐复,抵抗力增强,则邪气也可由里出表。凡病邪由表入里,表示病势加重;病邪由里出表,则表示病势减轻。

(二)寒热辨证

寒热是辨别疾病性质的两个纲领。寒证与热证反映了机体阴阳的偏盛与偏衰,辨寒热就是辨阴阳之盛衰。阴盛或阳虚的表现为寒证,阳盛或阴虚的表现为热证。辨别疾病的寒热属性是治疗选用温热药或寒凉药的依据。

1.寒证

寒证是感受寒邪,或阳虚阴盛,机体机能活动减退所表现出的证候。

(1)证候:各类寒证表现不尽一致,但一般都会出现恶寒喜暖,面色苍白,肢冷蜷卧,口淡不渴,小便清长,大便稀溏,痰、涎、涕等分泌物清稀,舌淡、苔白而润滑,脉迟或紧等。

(2)分析:阳气不足或外感寒邪,机体失于温煦,故见形寒肢冷、面色苍白、肢冷蜷卧;阴寒内盛,津液不化,故口淡不渴;阳虚不能温化水液,以致痰、涎、涕、尿、粪便等分泌物或排泄物澄澈清冷;阳虚不化,寒湿内生,故舌淡、苔白而润滑;阳气虚弱,无力推动血液运行则脉迟;寒主收引，受寒则脉道收缩，故又见脉紧。

2.热证

热证是感受热邪，或阳盛阴虚，人体机能活动亢进所表现出的证候。

(1)证候：各类热证表现不尽一致，但一般都会出现恶热喜凉，口渴喜冷饮，面红目赤，烦躁不宁，痰、涕黄稠，大便干结，小便短赤，舌红、苔黄而干，脉数等。

(2)分析：阳热偏盛，则恶热喜冷；热邪伤阴，津液被耗，故大便干结、小便短赤、口渴饮冷；火性上炎，故见面红目赤；热扰心神，则见烦躁不宁；津液被阳热煎熬，故痰、涕黄稠；舌红、苔黄为热证表现，舌干、少津为伤阴表现；阳热亢盛，加速血液运行，故见脉数。

3.寒证与热证的鉴别

寒证与热证，不能孤立地根据某一症状作出判断，应对疾病的全部表现进行综合观察，尤其是对寒热的喜恶、口渴与不渴、面色的赤白、四肢的温凉以及二便、舌脉等方面的变化进行辨别。

4.寒证与热证的关系

寒证与热证虽有阴阳盛衰的本质区别，但又相互联系。它们既可在患者身上同时出现，表现为寒热错综复杂的证候，又可以在一定条件下互相转化，出现寒证化热、热证转寒，在疾病危重阶段还会出现假象。寒证与热证并存，称为寒热错杂，临床可表现为上热下寒、上寒下热、表寒里热、表热里寒等。如患者既见胸中烦热、频欲呕吐，又见腹痛喜暖、大便稀薄等症，则为上有热、下有寒的上热下寒证。

寒热并见，除了要分清表、里、上、下、经络、脏腑之外，还要分清寒热孰多孰少和标本先后主次，这些区别对处方用药具有十分重要的意义。

先出现寒证，后出现热证，热证出现，寒证消失，是寒证转化为热证；先出现热证，后出现寒证，寒证出现，热证消失，是热证转化为寒证。

寒热证的互相转化，反映了邪正的盛衰。由寒证转化为热证，是人体正气尚盛，寒邪郁而化热；由热证转化为寒证，多属邪盛正虚，正不胜邪。

在疾病的过程中，一般其本质与所反映的症状是一致的，即热证见热象，寒证见寒象。但在疾病发展到危重阶段，有时会出现与疾病的本质相反的一些假象，如“寒极似热”“热极似寒”，即所谓的真寒假热、真热假寒的证候。这些假象常出现在患者生死存亡的关键时刻，如不细察，易导致误诊。

真热假寒是内有真热而外见假寒的证候。其产生机制是内热过盛、格阴于外，也称“阳盛格阴”。临床表现为四肢厥冷、脉沉等，似属寒证，但身寒不喜加衣被，脉沉而有力，并且见口渴喜冷饮、咽干口臭、谵语、小便短赤、大便燥结等热象。说明内热炽盛是真，外见寒象是假。

真寒假热是内有真寒而外见假热的证候。其产生机制是阴寒内盛、格阳于外，也称“阴盛格阳”。临床表现为身热、面红、口渴、脉大等，似属热证，但身热反欲盖衣被，口渴喜热饮，饮亦不多，脉大而无力，并且还可见到四肢厥冷、大便稀溏、小便清长、舌淡、苔白等寒象。说明阴寒内盛是真，外见热象是假。

(三)虚实辨证

虚实是辨别邪气强弱和正气盛衰的两个纲领。虚指正气不足，实指邪气盛实。虚证主要取决于正气虚方面，实证主要取决于邪气盛方面。正如《素问·通评虚实论》所说：“邪气盛则实，精气夺则虚。”辨别疾病的虚实是治疗疾病时确定扶正或祛邪的依据。

1.虚证

虚证是指人体正气不足，脏腑生理功能衰退所表现出的证候。虚证的形成，有先天不足和后天失调两个方面，但以后天失调为主。如饮食失调，后天之本不固；或七情内伤，脏腑气血损伤；或房事过度，肾精耗损；或久病失治误治，正气受损等，均可成为虚证。根据气血阴阳虚损的程度不同，临床又分为气虚、血虚、阴虚、阳虚等。

(1)气虚证：气虚证是机体元气不足，全身或某一脏腑机能减退所表现出的证候。

1)证候：疲倦乏力，少气懒言，语声低微，自汗，动则诸症加重，舌淡，脉虚弱无力。

2)分析：元气不足，人体机能活动减退，故见疲倦乏力、少气懒言、语声低微；气虚卫表不固，故自汗出；劳则气耗，故在活动后诸症加重；气为血之帅，气虚血失鼓动及充盈，故舌淡、脉虚弱无力。

(2)血虚证：血虚证是指血液亏虚，不能濡养脏腑、经脉、组织、器官而出现的证候。

1)证候：面色无华或萎黄，唇色淡白，爪甲苍白，头晕眼花，心悸失眠，手足麻木，妇女月经量少或闭经，舌质淡，脉细无力。

2)分析：血虚不能上荣于头面，故面色无华或萎黄、唇淡、头晕眼花；血虚心失所养，则心悸失眠；血虚筋脉失养，则爪甲苍白、手足麻木；血虚冲任失充，故妇女月经量少或闭经；血虚不能上荣于舌则舌淡，脉管失于充盈则脉细无力。

(3)阴虚证：阴虚证是指机体阴精亏虚、阴不制阳、虚热内生所表现出的证候。

1)证候：午后潮热，盗汗，颧红，咽干，五心烦热，小便短黄，大便干结，舌红、少苔，脉细数。

2)分析：阴虚则内热，虚热内扰，故五心烦热、午后潮热、颧红；热逼津泄，故盗汗；虚热伤津，则咽干、溲赤、便干；阴虚内热，故舌红、少苔，脉细数。

(4)阳虚证：阳虚证是机体阳气不足，失于温煦推动，脏腑机能活动减退所表现出的证候。

1)证候：形寒肢冷，面色苍白，神疲乏力，自汗，口淡不渴，小便清长或尿少浮肿，大便稀溏，舌淡胖、苔白，脉沉迟。

2)分析：阳气不足，机体失于温煦，故形寒肢冷；阳气虚，无力推动气血运行，血不上荣则面色苍白，气虚失于鼓动则神疲乏力；阳气虚，腠理不固，故自汗出；阳虚则阴寒内生，水液不化，故口淡不渴、小便清长或尿少浮肿、大便稀溏；阳气虚，水湿内生，故舌淡胖、苔白；阳气虚，血运无力，故脉沉迟。

2.实证

实证是指邪气过盛，脏腑功能活动亢盛所表现出的证候。实证的形成多由于外感六淫之邪亢盛，正邪剧争；或脏腑功能失调，致使痰湿、瘀血、宿食等病理产物停滞所致。由于邪气的性质及所在的部位不同，临床表现亦不尽一致。

(1)证候：发热，形体壮实，声高气粗，精神烦躁，胸胁脘腹胀满，疼痛拒按，大便秘结或热痢下重，小便不利或淋漓涩痛，舌苔厚腻，脉实有力等。

(2)分析：邪气盛，正气奋起抗邪，或阳热内盛，故发热；邪实正盛，故形体壮实、声高气粗；实热扰心，故精神烦躁；实邪停滞于脏腑，腑气不通，故胸胁脘腹胀满、疼痛拒按、大便秘结；湿热下注，则热痢下重、小便淋漓涩痛；实邪停滞，气血壅盛，故舌苔厚腻，脉实有力。

3.虚证与实证的鉴别

辨别虚实，主要看患者的形体盛衰、精神好坏、声音气息强弱、痛处喜按与拒按以及二便、舌脉的变化(见表 1-1)。

表 1-1　虚证、实证的鉴别

证型	病程	体质	声息	形态	疼痛	二便	舌象	脉象
虚证	久病	虚弱	声低息微	精神萎靡 身倦乏力 气弱懒言	疼痛喜按	大便稀溏 小便清长	舌淡胖 少苔	虚细无力
实证	新病	壮实	声高息粗	精神兴奋 声高气粗	疼痛拒按	大便干结 小便短赤	苔厚腻	实而有力

4.虚证与实证的关系

疾病是一个复杂的过程，体质、治疗、护理等诸因素的影响，使虚证与实证发生虚实夹杂、虚实转化等证候表现，临床上应加以细察。凡虚证与实证同时出现者，称为虚实夹杂。临床上有以实证为主而夹有虚证的，也有以虚证为主而夹有实证的，还有虚证与实证并重的。如肝硬化腹水的患者，可见腹部胀大、青筋暴露、二便不利等实证表现，又有形体消瘦、气短乏力、脉沉细弦等虚证表现，此即虚实夹杂证。

在疾病发展过程中，由于正邪相争，在一定的条件下，虚证和实证还可相互转化，实证转化为虚证，虚证也可转化为实证。实证失治误治，或邪气久留、过盛伤及正气，可使实证转化为虚证。如外感热证，可见高热、口渴、烦躁、脉洪大等实证表现；若日久不愈，邪气久留损伤正气，可见气短乏力、面色苍白、消瘦、脉细弱等虚证表现。虚证转化为实证，临床比较少见；多见的是先为虚证，而后转化为虚实夹杂证。主要由于正气虚，脏腑功能减退，致痰、食、血、水等病理产物凝结阻滞，而因虚致实。如心脾气虚证，见心悸气短，若久治未愈，可突然心痛不止，成为气虚血滞、心脉瘀阻的虚中夹实证。

(四)阴阳辨证

阴阳是概括病证类别的一对纲领。阴阳是八纲辨证的总纲，即表、热、实属阳，里、寒、虚属阴。一切病证尽管千变万化，但总起来不外阴证与阳证两大类。

1.阴证与阳证

阴证是体内阳气虚衰，或寒邪凝聚的证候，其病属寒、属虚。机体多呈衰退的表现。主要表现为：精神萎靡不振，面色苍白，畏寒肢冷，气短声低，口不渴，便溏，小便清长，舌淡胖嫩、苔白，脉迟弱等。

阳证是体内热邪壅盛，或阳气亢盛的证候，其病属热、属实。机体多呈亢盛的表现。主要表现为：精神烦躁不安，身热面赤，气壮声高，口渴喜冷饮，呼吸气粗，大便秘结，小便短赤，舌红绛、苔黄，脉洪滑实等。

2.亡阴证与亡阳证

亡阴证与亡阳证是疾病过程中的危重证候，一般在高热大汗，或发汗太过，或吐泻过度，或失血过多等阴液或阳气迅速亡失的情况下发生。

亡阴证是指体内阴液过度消耗而表现出的阴液衰竭的病变和证候。临床主要表现为:汗出而黏,呼吸短促,身热,手足温,烦躁不安,渴喜冷饮,面色潮红,舌红而干,脉细数无力。亡阳证是指体内阳气严重消耗而表现出的阳气虚脱的病变和证候。临床主要表现为:大汗淋漓,面色苍白,精神淡漠,身畏寒,手足厥逆,气息微弱,口不渴或渴喜热饮,舌淡,脉微欲绝。

亡阴可迅速导致亡阳,亡阳之后也可出现亡阴,只是先后主次不同而已。因此,临床上应分别亡阴亡阳的主次矛盾,才能及时正确地抢救。

(五)八纲之间的相互关系

八纲在临床应用时,虽然每一纲各有其独特的内容,但八纲之间又是相互联系而不能分割的。如表证有表寒、表热、表虚、表实之别,里证同样有里寒、里热、里虚、里实之分,表里辨证还有表寒里热及表实里虚等错综复杂的变化。其他虚证、实证、热证、寒证也是如此。另外,表里、虚实、寒热在一定条件下,又是可以互相转化的。因此,在应用八纲辨证时,只有掌握八纲各自不同的证候特点,注意八纲之间的相兼、转化、夹杂、真假等情况,才能对疾病作出全面而正确的判断。

二、脏腑辨证

脏腑辨证是根据脏腑的生理功能、病理表现,对疾病证候进行分析归纳,借以推究病机,判断病变部位、性质、正邪盛衰等情况的一种辨证方法,是临床各科的诊断基础,是中医辨证体系中的重要组成部分。脏腑辨证包括脏病辨证、腑病辨证、脏腑兼病辨证三个部分,其中脏病辨证是脏腑辨证的重要内容。

(一)心与小肠病辨证

心的病证有虚有实。虚证多由于久病伤正、禀赋不足、思虑伤心等因素,导致心气、血、阴、阳的不足;实证多由于痰阻、火扰、寒凝、血瘀、气郁等引起。

1.心气虚、心阳虚

心气虚、心阳虚是指心气不足、心阳虚衰所表现出的证候。本证多由于禀赋不足,久病体虚,或年高脏气亏虚所致。

(1)证候:心悸、气短,活动时加重,自汗,脉细弱或结代,为其共有症状。若兼面色无华,体倦乏力,舌淡、苔白则为心气虚;若兼形寒肢冷,心胸憋闷,舌淡胖或紫暗、苔白滑则为心阳虚。

(2)分析:心气虚、心阳虚,鼓动乏力,血液不能正常运行,强为鼓动,故心悸;心气虚,胸中宗气运转无力,故气短;动则耗气,故活动后心悸、气短加重;气虚卫外不固,则自汗;心气虚,鼓动无力,气血不能上荣,故面色无华、舌淡;气血虚弱,功能活动减退,故体倦乏力;气血不足,不能充盈脉管或脉气不相连续,故脉细弱或结代;心阳虚,心脉瘀阻,气血运行不畅,故心胸憋闷、舌紫暗;阳虚不能温煦周身,故形寒肢冷;阳虚寒盛,水湿不化,故苔白滑。

2.心血虚、心阴虚

心血虚是心血亏虚、心失濡养所表现出的证候;心阴虚是心阴血不足、虚热内扰所表现出的证候。本证多由久病耗伤阴血,或失血过多,或阴血不足,或情志不遂,耗伤心血、心阴所致。

(1)证候:心悸失眠,健忘多梦为其共有症状。若见面白无华,眩晕,唇舌色淡,脉细为心血虚;若见颧红,五心烦热,潮热盗汗,舌红少津,脉细数为心阴虚。

(2)分析:心阴(血)不足,心失所养,故心悸失眠、健忘多梦;心血不足,不能上荣及充盈于脉,故面白无华、眩晕、唇舌色淡、脉细;心阴虚,心阳偏亢,虚热内扰,故颧红、五心烦热、潮热盗汗、舌红少津、脉细数。

3.心火亢盛

心火亢盛证是心火炽盛、扰乱心神所表现出的证候。本证常因七情郁结、气郁化火,或六淫内郁化火,或嗜肥腻厚味以及烟酒所致。

(1)证候:心胸烦热,失眠多梦,面赤口渴,便干溲赤,舌尖红苔黄,脉数有力;或口舌生疮,舌体糜烂疼痛;或狂躁谵语;或吐血衄血;或肌肤生疮,红肿热痛等。

(2)分析:心火炽盛,扰乱心神,轻则见心胸烦热、失眠多梦,重则为狂躁谵语;火热炽盛,灼津耗液,故见口渴、便干溲赤;心火上炎,故见面赤、舌尖红或口舌糜烂疼痛;心火炽盛,血热妄行,则见吐血衄血;心火内盛,火毒壅滞脉络,局部气血不畅,故见肌肤生疮、红肿热痛。苔黄、脉数有力,均为里热内盛的征象。

4.心脉痹阻

心脉痹阻是指心脏在各种致病因素作用下闭阻不通所反映出的证候,常见的因素有瘀血、痰浊阻滞心脉以及寒凝、气滞等。

(1)证候:心悸怔忡,心胸憋闷疼痛,痛引肩背内臂,时发时止。若痛如针刺,舌紫暗或见瘀点瘀斑,脉细涩或结代,为瘀血阻滞心脉;若体胖痰多,身重困倦,闷痛较甚,舌苔白腻,脉沉滑,为痰阻心脉;若剧痛暴作,得温痛缓,畏寒肢冷,舌淡红、苔白,脉沉迟或沉紧,为寒凝;若心胸胀痛,其发作与情志因素相关,舌淡红、苔薄白,脉弦,为气郁。

(2)分析:本证多因正气先虚,阳气不足,心失温养,则心悸怔忡;阳气不足,血液运行无力,易诱发各种致病因素闭阻心脉,气血运行不畅而发生疼痛;手少阴心经之脉直行上肺,出腋下循内臂,故痛引肩背内臂,这是诊断心脉痹阻的主要依据。瘀阻心脉的疼痛以刺痛为特点,伴见舌紫暗、紫斑、紫点,脉细涩或结代等瘀血内阻的症状;痰浊阻滞心脉的疼痛以闷痛为特点,伴见体胖痰多、身重困倦、舌苔白腻、脉象沉滑等痰浊内盛的症状;寒凝心脉的疼痛以疼痛剧烈、发作突然、得温痛缓为特点,并伴畏寒肢冷、舌淡苔白、脉沉细迟或沉紧等寒邪内盛的症状;气滞心脉的疼痛以胀痛为特点,其发作多与精神因素有关,并常伴胁胀、善太息、脉弦等气机阻滞的症状,气滞则影响血行,轻则舌淡红,重则舌暗红。

5.痰迷心窍

痰迷心窍是痰浊蒙闭心神所表现出的证候。本证多由七情所伤,肝气郁结,气郁生痰;或感受湿浊邪气,阻滞气机,使气结痰凝,痰浊闭阻心神所致。

(1)证候:面色晦滞,脘闷作恶,意识模糊,语言不清,喉有痰声,甚则昏不知人,舌苔白腻,脉滑;或精神抑郁,表情淡漠,神志痴呆,喃喃自语,举止失常;或突然仆地,不省人事,口吐痰涎,喉中痰鸣,两目上视,手足抽搐,口中作猪羊叫声。

(2)分析:湿浊阻滞气机,清阳不升,故见面色晦滞、脘闷作恶;心主神志,痰蒙心神则神志异常,出现意识模糊或昏迷、语言不清,或精神抑郁、表情淡漠、神志痴呆、喃喃自语、举止失常,或突然仆地、不省人事、手足抽搐;痰涎内盛,喉中痰涌,痰为气激,肝气上逆,故口吐痰涎、喉中痰鸣、口中作猪羊叫声、两目上视。苔白腻、脉滑,均是诊断痰湿的依据。

6.痰火扰心

痰火扰心是指痰火扰乱心神所出现的证候。

(1)证候:发热气粗,面红目赤,痰黄稠,喉间痰鸣,躁狂谵语,舌红、苔黄腻,脉滑数;或见失眠心烦,痰多胸闷,头晕目眩;或神志错乱,哭笑无常,狂妄躁动,打人毁物。

(2)分析:痰火扰心,属外感热病者以发热、痰盛、神志不清为辨证要点;内伤杂病中,轻者以失眠心烦、重者以神志错乱为辨证要点。

外感热病,多因邪热亢盛,燔灼于里,炼津为痰,上扰心窍所致。里热蒸腾,充斥肌肤,故见发热;热邪上扰,故面红目赤;热盛,机能活动亢进,故呼吸气粗;热灼津为痰,则痰液发黄、喉间痰鸣;痰热扰心,则心神昏乱,故躁狂谵语;舌红、苔黄腻、脉滑数,均是痰火内盛之征。

内伤病中,痰火扰心,常见失眠心烦;若痰阻气道,则可见胸闷痰多;清阳被遏,可见头晕目眩;若剧烈精神刺激,可使气机逆乱,心火鸱张,灼津为痰,上扰心窍,心神被蒙,而表现为神志错乱、哭笑无常、狂妄躁动、打人毁物的狂证。

7.小肠实热

小肠实热是心火炽盛,移热小肠所表现出的证候。

(1)证候:发热口渴,心烦失眠,口舌生疮,小便涩赤不畅,尿道灼痛,尿血。舌红、苔黄,脉数。

(2)分析:心与小肠相表里,小肠有分别清浊的功能,使水液入于膀胱。心热下移小肠,故小便赤涩、尿道灼痛;热甚灼伤血络,故见尿血;心火炽盛,热扰心神则心烦失眠;热灼津液则口渴;热燔肌肤则发热;心火上炎,故口舌生疮。舌红、苔黄,脉数为里热之征象。

(二)肺与大肠病辨证

肺的病证有虚实之分。虚证多见于气虚和阴虚;实证多见于风寒燥热等邪气侵袭或痰湿阻肺。

1.肺气虚

肺气虚是指肺功能减退所表现出的证候。本证多因久病咳喘或气的生化不足所致。

(1)证候:咳喘无力,动则气短,痰液清稀,声音低怯,面色淡白,神疲体倦;或自汗畏风,易于感冒。舌淡、苔白,脉虚。

(2)分析:肺气虚,宗气不足,呼吸功能减弱,故咳喘无力、动则气短、声音低怯;肺气虚,输布水液的功能减退,水液停聚于肺系,随肺气而上逆,故见痰液清稀;肺气虚,不能宣发卫气于肌表,腠理不密,卫表不固,故见自汗畏风、易于感冒。面色淡白、神疲体倦及舌淡苔白、脉虚均为气虚之征象。

2.肺阴虚

肺阴虚证是肺阴不足,虚热内生所反映出的证候。本证多由久咳伤阴,或痨虫伤肺,或热病后期,肺阴损伤所致。

(1)证候:干咳无痰,或痰少而黏,口燥咽干,形体消瘦,午后潮热,五心烦热,盗汗颧红,甚则痰中带血,声音嘶哑。舌红少津,脉细数。

(2)分析:肺阴不足,内生虚热,肺为热蒸,气机上逆而为咳嗽;津为热灼,炼津成痰,故痰少质黏;虚热灼伤肺络,故痰中带血;肺阴虚,上不能滋润咽喉则口燥咽干、声音嘶哑,外不能濡养肌肉则形体消瘦;虚热内炽,故午后潮热、五心烦热;热扰营阴,故盗汗;虚热上扰则见颧红。舌红少津、脉细数,皆是阴虚内热之象。

3.风寒束肺

风寒束肺证是感受风寒,肺气被束所表现出的证候。

(1)证候:咳嗽痰稀色白,鼻塞流清涕;或兼恶寒发热,无汗,头身痛。舌苔薄白,脉浮紧。

(2)分析:外感风寒,肺气被束不得宣发,逆而为咳;风寒犯肺,肺失宣肃,水液失于敷布,聚而为痰,寒属阴,故痰液稀白;鼻为肺窍,肺气失宣,鼻窍不畅,故鼻塞流清涕;寒邪客于肺卫,卫气被遏则恶寒,正气抗邪则发热,毛窍郁闭则无汗,营卫失和则头身痛。舌苔薄白、脉浮紧均为寒邪束表之征象。

4.风热犯肺

风热犯肺证是由风热之邪侵犯肺系,卫气受病所表现出的证候。

(1)证候:咳嗽,痰黄稠,鼻塞流黄浊涕,口干咽痛,发热,微恶风寒。舌尖红、苔薄黄,脉浮数。

(2)分析:风热袭肺,肺失宣降,肺气上逆则咳嗽,鼻窍不利则鼻塞;热灼津液为痰,故痰黄稠、流黄浊涕;咽喉为肺之门户,风热上壅,故咽喉痛;邪热伤津则口干;肺卫受邪,卫气抗邪则发热,卫气被遏则恶风寒。舌尖红、苔薄黄,脉浮数均为风热外感之象。

5.燥邪犯肺

燥邪犯肺证是燥邪侵犯肺卫所表现出的证候。多因秋令燥邪犯肺,耗伤肺津所致。

(1)证候:干咳无痰,或痰少而黏不易咳出,唇、舌、鼻、咽处干燥欠润,大便干结,或身热恶寒,胸痛咯血。舌红或干、苔白或黄,脉数或浮数。

(2)分析:燥邪耗伤肺津,肺失滋润,清肃失职,故干咳无痰或痰少而黏不易咳出;燥伤肺津,津液不布,故唇、舌、鼻、咽处干燥欠润,大便干结;燥邪袭肺,肺卫失宣,故有身热恶寒、脉浮之表证;燥邪化火,灼伤肺络,故见胸痛咯血。燥邪有凉燥、温燥之分。凉燥性近寒,故证似风寒;温燥性近热,故证似风热。若为温燥,则舌红、苔薄黄、脉数;若为凉燥,则舌干、苔薄白。

6.热邪壅肺

热邪壅肺证是热邪内壅于肺,肺失宣肃所表现出的证候。多由温热之邪从口鼻而入,或风寒、风热之邪入里化热,内壅于肺所致。

(1)证候:咳嗽气喘,呼吸气粗,甚则鼻翼煽动,咳痰黄稠,或痰中带血,或咳吐腥臭血痰,发热,胸痛,烦躁不安,口渴,小便短赤,大便秘结。舌红、苔黄腻,脉滑数。

(2)分析:热邪炽盛,内壅于肺,炼津成痰,痰热郁阻,肺失宣降,故有咳嗽气喘、呼吸气粗、鼻翼煽动、痰黄稠;痰热阻滞肺络,气滞血壅,脉络气血不畅,故发热胸痛;血腐化脓,则咳吐腥臭血痰;里热炽盛,津液被耗,故口渴、小便短赤、大便干结;热扰心神,则烦躁不安。舌红、苔黄腻,脉滑数均为里热或痰热的征象。

7.痰湿阻肺

痰湿阻肺证是痰湿阻滞肺系所表现出的证候。常因脾气亏虚、水湿停聚,或久咳伤肺、肺不布津,或感受寒湿之邪,肺失宣降,水湿停聚所致。

(1)证候:咳嗽痰多,痰黏色白易咳出,胸闷,甚则气喘痰鸣。舌淡、苔白腻,脉滑。

(2)分析:痰湿阻肺,肺气上逆,故咳嗽痰多、痰黏色白易咳出;痰湿阻滞气道,肺气不利,故胸闷,甚则气喘痰鸣。舌淡、苔白腻,脉滑是痰湿内阻之征象。

8.大肠湿热

大肠湿热证是湿热侵犯大肠所表现出的证候。多因感受湿热外邪,或饮食不节或不洁,暑湿热毒侵犯大肠所致。

(1)证候:腹痛,泻泄秽浊;或下痢脓血,里急后重;或暴注下泄,色黄臭。伴见肛门灼热,小便短赤,口渴;或有恶寒发热,或但热不寒。舌红、苔黄腻,脉滑数。

(2)分析:湿热蕴结大肠,气机阻滞,故腹痛;湿热熏灼肠道,脉络损伤,血腐为脓,故下痢脓血;湿热下注大肠,传导失职,故泄泻秽浊或暴注下泄、色黄臭;热灼肠道,故肛门灼热;水液从大便外泄,故小便短赤;热盛伤津,故口渴。若表邪未解,则可见恶寒发热;邪热在里,则但热不寒。舌红、苔黄腻,脉滑数均为湿热之象。

(三)脾胃病辨证

脾和胃的病证,有寒热虚实之不同。脾病以阳气虚衰、运化失调、水湿痰饮内生、不能统血、气虚下陷为常见病变;胃病以受纳腐熟功能障碍、胃气上逆为主要病变。

1.脾气虚

脾气虚证是脾气不足,运化失健所表现出的证候。本证多由饮食不节,或饮食失调,过度劳倦以及其他急慢性疾病耗伤脾气所致。

(1)证候:食少纳呆,口淡无味,腹胀便溏,少气懒言,肢体倦怠,面色萎黄,或浮肿,或消瘦。舌淡苔白,脉缓弱。

(2)分析:脾气虚弱,运化失健,故食少纳呆、口淡无味;脾虚水湿内生,脾气反为所困,故形成虚性腹胀;水湿不化,流注肠间,故大便溏薄或先干后溏;脾气虚,中气不足,故少气懒言;脾主肌肉四肢,脾气虚肢体失养,故见肢体倦怠;脾虚水湿浸淫肌表则见浮肿;脾胃为后天之本,气血生化之源,脾虚化源不足,肌体失养,故面色萎黄、消瘦及舌淡苔白、脉缓弱。

2.脾阳虚

脾阳虚证是脾阳虚弱,阴寒内盛所表现出的证候。本证多由脾气虚发展而来。

(1)证候:腹胀纳少,脘腹冷痛,喜暖喜按,形寒肢冷,大便溏薄或清稀,或肢体困重浮肿,或白带清稀量多。舌淡胖、苔白滑,脉沉迟无力。

(2)分析:脾之阳气虚弱,运化失健,则腹胀纳少;阳虚阴寒内生,寒凝气滞,故脘腹冷痛、形寒肢冷,且喜暖喜按;脾阳气虚,水湿不化,流注肠中则大便溏薄或清稀,溢于肌肤四肢则肢体困重浮肿,水湿下注,妇女带脉不固则白带清稀量多。舌淡胖、苔白滑,脉沉迟无力,均为脾阳气虚,水寒之气内盛之征。

3.中气下陷

中气下陷证是指脾气亏虚,升举无力而反下陷所表现出的证候。本证多由脾气虚发展而来,或为久泻久痢、劳累过度所致。

(1)证候:脘腹重坠作胀,食后益甚;或便意频数,肛门坠重;或久痢不止,甚或脱肛;或内脏下垂;小便混浊如米泔。伴头晕,气短乏力,肢体倦怠,食少便溏。舌淡苔白,脉虚弱。

(2)分析:脾气虚,升举无力,内脏无托,故脘腹重坠作胀、便意频数、肛门坠重,甚或脱肛、内脏下垂；脾气虚陷，精微不能正常输布，固摄无权，故久痢不止、小便混浊如米泔；清阳不能上升头目，故头晕；中气不足，全身机能活动减退，故气短乏力、肢体倦怠、食少便溏、舌淡苔白、脉虚弱。

4.脾不统血

脾不统血证是指脾气虚不能统摄血液所表现出的证候。本证多由久病，或劳倦伤脾，使脾气虚弱所致。

(1)证候：便血、尿血、肌衄、鼻衄、齿衄，或妇女月经过多、崩漏等，常伴有头晕，神疲乏力，气短懒言，面色无华，食少便溏。舌淡，脉细弱。

(2)分析：脾气虚，不能统摄血液，血不循经而行，故出现出血诸症；溢于胃肠为便血，溢于膀胱为尿血，溢于皮下为肌衄；脾失统血，冲任不固，故妇女月经过多，甚或崩漏；脾气虚，运化失健，故食少便溏；中气不足，机体机能活动减退，故神疲乏力、气短懒言、脉细弱；反复出血，营血虚少，肌肤失养，故面色无华、舌淡。

5.寒湿困脾

寒湿困脾证是指寒湿内盛，脾阳受困而表现出的证候。多由饮食不节，过食生冷，淋雨涉水，居处潮湿，或内湿素盛所致。

(1)证候：脘腹胀闷，食少便溏，泛恶欲吐，口黏不爽，头身困重；或肌肤面目发黄，黄色晦暗；或肢体浮肿，小便短少。舌淡胖、苔白滑，脉濡缓。

(2)分析：脾为湿困，运化失司，升降失常，故脘腹胀闷、食欲减退、泛恶欲吐；湿注肠中，则便溏；湿性黏滞重着，湿邪困阻，故头身困重、口黏不爽；脾为寒湿所困，阳气不宣，胆汁随之外泄，故肌肤面目发黄、黄色晦暗；中阳被水湿所困，水湿溢于肌肤，故肢体浮肿；阳气被遏，膀胱气化失司，故小便短少。舌淡胖、苔白滑，脉濡缓均为寒湿内盛之征象。

6.脾胃湿热

脾胃湿热证是湿热蕴结脾胃所表现出的证候。常因感受湿热外邪，或过食肥甘厚味，使湿热蕴结脾胃，受纳运化失职所致。

(1)证候：脘腹痞闷，恶心欲吐，口黏而甜，肢体困重，大便溏泻，小便短赤不利；或面目肌肤发黄，色泽鲜明如橘皮；或皮肤发痒；或身热起伏，汗出热不解。舌红、苔黄腻，脉濡数。

(2)分析：湿热之邪蕴结脾胃，受纳运化失职，升降失常，故脘腹痞闷、恶心欲吐；湿热上犯，故口黏而甜；湿性黏滞重浊，湿热阻遏，故肢体困重、大便溏泻、小便短赤不利；湿性黏滞，湿热互结，则身热起伏，汗出而不解；湿热内蕴脾胃，熏蒸肝胆，胆汁不循常道而外溢，故面目肌肤发黄、色鲜如橘皮、皮肤发痒。舌红、苔黄腻，脉濡数皆是湿热之征象。

7.胃阴虚

胃阴虚证是胃阴亏虚所表现出的证候。多由于胃病久延不愈，或热病后期阴液未复，或素食辛辣积热于胃，或情志不遂，气郁化火等，使胃阴耗伤所致。

(1)证候：胃脘部隐痛，饥不欲食，口燥咽干，大便干结；或脘痞不舒；或干呕呃逆。舌红少津，脉细数。

(2)分析：胃阴不足，胃阳偏亢，虚热内盛，胃气不和，而致胃脘隐痛、饥不欲食；胃阴亏虚，上不能滋润咽喉、下不能濡润大肠，故口燥咽干、大便干结；胃失阴液滋润，胃气不和，故脘痞不舒；阴虚热扰，胃气上逆，故见干呕呃逆。舌红少津，脉细数均为阴虚内热的征象。

8.胃火炽盛

胃火炽盛证是胃中火热炽盛所表现出的证候。多由素食辛辣油腻，化火生热；或情志不遂，气郁化火；或邪热内犯等所致。

(1)证候：胃脘部灼热疼痛，吞酸嘈杂；或食入即吐，渴喜冷饮，消谷善饥；或牙龈肿痛溃烂，齿衄，口臭，大便秘结，小便短赤。舌红、苔黄，脉滑数。

(2)分析：胃火内炽，煎灼津液，故胃脘部灼热疼痛、渴喜冷饮；肝经郁热，肝胃火盛上逆，故吞酸嘈杂、呕吐或食入即吐；胃火炽盛，腐熟水谷功能亢进，故消谷善饥；胃的经脉上络于齿龈，胃热上蒸，气血壅滞，故牙龈肿痛，甚至化脓溃烂；血络受损，血热妄行，故可见齿衄；胃中浊气上逆，故口臭；热盛伤津，肠道失润，故大便秘结；小便化源不足，则小便短赤。舌红、苔黄为热证；热则气血运行加速，故脉滑数而有力。

(四)肝与胆病辨证

肝的病证有虚实之分。虚证多见于肝阴、肝血的不足；实证多见于气郁火盛及寒邪、湿热等侵犯。至于肝阳上亢、肝风内动，则多为虚实夹杂之证。

1.肝气郁结

肝气郁结证是肝失疏泄，气机郁滞所表现出的证候。多因情志抑郁，或突然的精神刺激等因素，导致肝的疏泄功能失常所致。

(1)证候：情志抑郁易怒，胸胁脘腹胀闷窜痛，善太息；或咽部有梗阻感；或胁下痞块；妇女可见乳房作胀疼痛、痛经、月经不调，甚或闭经。脉弦。

(2)分析：肝主疏泄，调节情志。气机郁滞，经气不利，则肝不得条达疏泄，故情志抑郁；久郁不解，失其柔顺舒畅之性，故急躁易怒；肝脉布于胁肋，肝气郁结，气机不利，故胸胁脘腹胀闷窜痛、善太息；气郁生痰，痰随气逆，循经上行，搏结于咽，故咽部有梗阻感；肝气郁久，气病及血，气滞血瘀，则成症瘕痞块；肝郁气滞，气血不畅，冲任失调，故妇女经前乳房作胀疼痛、痛经、月经不调，甚或闭经。脉弦为肝郁之象。

2.肝火上炎

肝火上炎证是肝经气火上逆所表现出的证候。多因情志不遂，肝郁化火，或外感火热之邪所致。

(1)证候：头晕胀痛，面红目赤，急躁易怒，口苦咽干，失眠多梦，胁肋灼痛，耳鸣如潮，尿黄便秘，或吐血衄血。舌红、苔黄，脉弦数。

(2)分析：火性上炎，肝火循经上攻于头目，气血涌盛于络脉，故头晕胀痛、面红目赤；肝火循经上扰于耳，故耳鸣如潮；肝胆互为表里，肝热传胆，胆气循经上溢，故口苦；肝火内盛，失于条达柔顺之性，故急躁易怒；肝火内扰心神，则失眠多梦；肝火内炽，气血壅滞肝络，故胁肋部灼热疼痛；热盛耗津，故尿黄便秘；热灼血络，血热妄行，故吐血衄血。咽干、舌红、苔黄、脉弦数均为肝火内盛之征。

3.肝血虚

肝血虚证是指因肝藏血不足，导致肝血亏虚所表现出的证候。多因脾肾亏虚，生化之源不足；或慢性病耗伤肝血；或失血过多所致。

(1)证候：眩晕耳鸣，面白无华，爪甲不荣，夜寐多梦，两目干涩，视力减退或雀盲；或见肢体麻木,筋脉拘挛,手足震颤;妇女常见月经量少色淡,闭经。舌淡、苔白,脉细。

(2)分析:肝血虚不能上荣于头目,故眩晕、面白无华;肝主筋,肝血亏虚,血不养筋,则爪甲不荣,肢体麻木,筋脉拘挛,手足震颤;血虚,血不养神,故夜寐多梦;肝血虚,目失所养,故两目干涩,视力减退或雀盲;肝血虚,不能充盈冲任,故妇女月经量少色淡,或闭经。舌淡、苔白,脉细均为血虚之征象。

4.肝阴虚

肝阴虚证是指肝阴不足,虚热内扰所表现出的证候。多由情志不遂,气郁化火,或肝病、温热病后期耗伤肝阴所致。

(1)证候:头晕耳鸣,两目干涩,胁肋隐痛,视物模糊,五心烦热,潮热盗汗,咽干口燥。舌红少津,脉弦细数。

(2)分析:肝阴不足,不能上滋头目,故头晕耳鸣,两目干涩,视物模糊;肝阴不足,肝络失养,故胁肋隐痛;阴虚则生内热,虚热内蒸,故五心烦热,潮热盗汗;阴液亏虚不能上润,故咽干口燥。舌红少津,脉弦细数为肝阴虚,虚热内炽之征象。

5.肝阳上亢

肝阳上亢证是指肝失疏泄,肝气亢奋,或肝肾阴虚,阴不潜阳,肝阳偏亢,上扰头目所表现出的证候。多因肝肾阴虚,肝阳失潜,或恼怒焦虑,气郁化火,暗耗阴津,以致阴不制阳所致。

(1)证候:头晕耳鸣,头目胀痛,面部烘热,急躁易怒,面红目赤,失眠多梦,口苦咽干,便秘,尿黄。舌红,脉弦有力或弦细数。

(2)分析:肝失疏泄,肝气亢奋,或肝阴不足,阴虚阳亢,使肝阳上扰头目,故头晕耳鸣,头目胀痛,面部烘热;肝阳化火,火热上扰,故急躁易怒,面红目赤,失眠多梦,口苦咽干;阴虚内热,热灼津耗,故便秘尿黄。舌红,脉弦有力或弦细数均为肝肾阴虚,肝阳上亢之征象。

6.肝风内动

肝风内动证是指患者出现眩晕欲仆、抽搐震颤等具有"动摇"特点的症状。临床常见的有肝阳化风,热极生风和血虚生风。

(1)肝阳化风:肝阳化风证是肝阳亢逆无制而表现动风的证候。多因肝肾阴虚日久,肝阳失潜而暴发。

1)证候:眩晕欲仆,头摇而痛,项强肢颤,语言謇涩,手足麻木,步履不稳;或猝然昏倒,不省人事,口眼㖞斜,半身不遂,舌强不语,喉中痰鸣。舌红,脉弦有力。

2)分析:肝阳化风,肝风内旋,上扰头目,故天旋地转,眩晕欲仆,或头摇动不能自制;气血随风阳上逆,壅滞络脉,故头痛不止;肝主筋,肝风内动,故项强肢颤;足厥阴肝脉络舌本,风阳窜扰络脉,故语言謇涩;肝肾阴虚,筋脉失养,故手足麻木;风动于上,阴亏于下,上盛下虚,故步履不稳,行走漂浮;风阳暴升,气血逆乱,肝风挟痰上蒙清窍,心神昏聩,故猝然昏倒,不省人事;风痰窜扰络脉,患侧气血运行不利,弛缓不用,反受健侧牵拉,故半身不遂,口眼㖞斜而偏向一侧,不能随意运动;痰阻舌根,则舌体僵硬,舌强不语;痰随风升,故喉中痰鸣。舌红为阴虚之象,脉弦有力是风阳扰动的病理反应。

(2)热极生风:热极生风证是热邪亢盛引动肝风所引起的抽搐等动风的证候。多由外感温热之邪,邪热鸱张,燔灼肝经所致。

1)证候:高热烦渴,躁扰不宁,手足抽搐,颈项强直,甚则角弓反张,两目上翻,牙关紧闭,神志不清。舌红或绛,脉弦数。

2)分析:热邪蒸腾,充斥肌肤,故高热;热传心包,心神愦乱,则神志不清、躁扰不宁;热灼肝经,津液受烁,筋脉失养,则见口渴,手足抽搐,颈项强直,角弓反张,两目上翻,牙关紧闭等筋脉挛急的表现;热邪燔灼营血,则舌红绛。脉弦数为肝经风热之征象。

(3)血虚生风:血虚生风证是指血虚筋脉失养所表现出的动风证候。多由急慢性出血过多,或久病血虚所引起。本证的证候、证候分析见"肝血虚"。

7.肝胆湿热

肝胆湿热证是湿热蕴结肝胆所表现出的证候。多由感受湿热之邪,或过食肥甘厚腻,化湿生热所致。

(1)证候:胁肋部胀痛或灼热,口苦厌食,呕恶腹胀,大便不调,小便短赤,舌红、苔黄腻,脉弦数;或寒热往来;或身目发黄;或阴囊湿疹,瘙痒难忍;或睾丸肿胀热痛;或带下黄臭,外阴瘙痒等。

(2)分析:湿热蕴结肝胆,疏泄失职,气机郁滞,故胁肋胀痛或灼热;湿热熏蒸,胆气上溢,故口苦;湿热郁滞,则脾胃升降功能失常,故厌食、呕恶腹胀;湿热内蕴,湿偏重则大便稀溏,热偏重则大便干结;湿热下注,膀胱气化功能失常,故小便短赤。舌红、苔黄腻,脉弦数则为湿热内蕴肝胆之征象。湿热蕴结,枢机不利,正邪相争,故寒热往来;湿热熏蒸,胆汁不循常道而外溢,则身目发黄;肝脉绕阴器,湿热下注,故见湿疹,瘙痒难忍,或睾丸肿胀热痛,妇女带下黄臭,外阴瘙痒等。

8.寒滞肝脉

寒滞肝脉证是指寒邪凝滞肝脉所表现出的证候。多因外感寒邪侵袭肝经,使气血凝滞而发病。

(1)证候:少腹胀痛,睾丸坠胀,或阴囊收缩,痛引少腹,遇寒加重,得热则缓。舌苔白滑,脉沉弦或迟。

(2)分析:足厥阴肝经绕阴器抵少腹,寒邪侵袭肝经,阳气被遏,气血凝滞,故少腹胀痛、睾丸坠胀;寒性收引,寒邪侵袭则筋脉拘急,故阴囊收缩,痛引少腹;寒凝则气血凝涩,得热则气血通利,故疼痛遇寒加剧,得热减缓。舌苔白滑,脉沉弦或迟均为寒邪内盛之征象。

(五)肾与膀胱病辨证

肾为先天之本,内藏元阴元阳,只宜固藏,不宜泄露。肾为人体生长发育之根,脏腑机能活动之本,一有耗伤,则诸脏皆病;同时任何疾病发展到严重阶段,都可累及肾。所以肾病多虚证。肾病常见的有肾阳虚、肾气不固、肾不纳气、肾阴虚、肾精不足等证,膀胱则多见膀胱湿热证。

1.肾阳虚

肾阳虚证是肾脏阳气虚衰所表现出的证候。多由素体阳虚,或年高肾亏,房劳伤肾等因素引起。

(1)证候:腰膝酸软,畏寒肢冷,尤以下肢为甚,头目眩晕,神疲乏力,面色苍白或黧黑;或阳痿不育,宫寒不孕;或大便溏泄,完谷不化;或尿少浮肿,腰以下为甚,甚则全身浮肿。舌淡胖、苔白,脉沉弱。

(2)分析:腰为肾之府,肾阳虚衰,不能温养腰府,故腰膝酸软;阳虚不能温煦肌肤,故畏寒肢冷;肾居下焦,阳气不足,阴寒盛于下,故两下肢发冷更为明显;阳气不足,心神无力振奋,故神疲乏力;气血运行无力,不能上荣于面,故面色苍白;肾阳极度虚衰,浊阴弥漫肌肤,则面色黧黑无泽;肾主生殖,肾阳虚,命门火衰,则生殖机能减退而见阳痿不育、宫寒不孕;肾阳虚,脾阳失于温煦,健运失司,故大便溏泄,完谷不化;肾阳虚,膀胱气化功能障碍,故尿少;水液内停,溢于肌肤则发水肿。肾居下焦,水湿下趋,故腰以下肿为甚。舌淡胖、苔白,脉沉弱均为肾阳虚衰,气血运行无力的表现。

2.肾气不固

肾气不固证是肾气亏虚,固摄无权所表现出的证候。多因年高肾气亏虚,或年幼肾气未充,或房劳过度,或久病伤肾所致。

(1)证候:小便频数清长,或小便失禁,或尿后余沥不尽,或遗尿,或夜尿频多,滑精早泄,白带清稀,或胎动易滑。伴腰膝酸软,面白神疲。舌淡、苔白,脉沉弱。

(2)分析:肾与膀胱相表里,肾气虚膀胱失约,故小便频数清长、遗尿,甚至小便失禁;肾气虚,排尿无力,故尿后余沥不尽;夜间为阴盛阳衰之时,肾气虚,则阴寒更甚,故夜尿多;肾气虚,封藏失职,精关不固,故滑精或早泄;带脉不固,则带下清稀;任脉失养,胎元不固,故胎动易滑;肾气虚,气血运行无力,不能上荣面部,机能活动减退,故面白神疲;腰为肾之府,肾气虚腰部失于温养,故腰膝酸软。舌淡、苔白,脉沉弱是肾气虚衰之象。

3.肾不纳气

肾不纳气证是肾气虚衰,气不归元所表现出的证候。多由久病咳嗽、肺虚及肾,或年老体衰、肾气不足,或劳伤肾气等因素所致。

(1)证候:久病咳嗽,呼多吸少,气不得续,动则喘息益甚,自汗神疲,声音低怯,腰膝酸软。舌淡、苔白,脉沉弱。

(2)分析:肾气虚则摄纳无权,气不归元,故呼多吸少,气不得续,动则喘息益甚;肺气虚,卫外不固,故自汗;气虚机能活动减退,故神疲,声音低怯;腰为肾之府,肾虚腰部失于温煦,故腰膝酸软。舌淡、苔白,脉沉弱为气虚之象。

4.肾阴虚

肾阴虚证是肾脏阴液不足所表现出的证候。多由久病伤肾,或禀赋不足,或房事过度,或过服温燥之品,或情志内伤,耗伤肾阴等因素所致。

(1)证候:腰膝酸痛,头晕耳鸣,失眠多梦,男子遗精,女子经少或经闭,或见崩漏,咽干舌燥,形体消瘦,潮热盗汗,五心烦热,溲赤便干。舌红少津,脉细数。

(2)分析:肾阴不足,髓海失充,骨骼失养则腰膝酸痛,脑髓空虚则头晕耳鸣;肾阴虚而精少,故见女子经少或闭经;虚热内扰精室则男子遗精,虚热迫血妄行则女子崩漏;肾阴不足,虚热内生,故咽干舌燥,失眠多梦,形体消瘦,潮热盗汗,五心烦热,溲赤便干。舌红少津,脉细数均为阴虚内热之征象。

5.肾精不足

肾精不足证是肾精亏损所表现出的证候。多因禀赋不足、先天元气不充,或后天调养失宜,或房事过度,或久病伤肾所致。

(1)证候:发育迟缓,身材矮小,智力和动作迟钝,囟门迟闭,骨骼痿软;或男子精少不育,女子经闭不孕,性机能减退;或成人早衰,发脱齿摇,耳鸣耳聋,健忘恍惚,足痿无力,精神呆钝等。

(2)分析:肾主骨生髓,主生长发育,若肾精不足,则精虚髓少,不能充骨养脑,故见小儿五迟(立迟、行迟、发迟、语迟、齿迟)、五软(头软、项软、手足软、肌软、口软);成年人则见早衰,发脱齿摇,耳鸣耳聋,健忘恍惚,足痿无力,精神呆钝等;肾藏精,主生殖,肾精亏少,则性机能减退,男子精少不育,女子经闭不孕。

6.膀胱湿热

膀胱湿热证是湿热蕴结膀胱所表现出的证候。多由于外感湿热之邪,或饮食不节,内生湿热,下注膀胱所致。

(1)证候:尿频,尿急,尿道灼热疼痛,尿黄赤短少,或尿混浊,或尿血,或尿有砂石,可伴有发热腰痛。舌红、苔黄腻,脉数。

(2)分析:湿热侵袭,热迫尿道,故尿频,尿急,尿道灼热疼痛;湿热内蕴,膀胱气化失司,故尿黄赤短少,尿液混浊;热伤血络,则尿血;湿热煎熬津液,渣滓沉结而成砂石,故尿中见砂石;湿热郁蒸,热淫肌肤,可见发热;膀胱与肾相表里,腑病及脏,湿热阻滞于肾,故见腰痛。舌红、苔黄腻,脉数均为湿热内蕴之象。

(六)脏腑兼病辨证

人体各脏腑之间在生理上是相互滋生、相互制约的。当某一脏或腑发生病变时,不仅表现出本脏腑的证候,还时常影响其他脏腑,致使多脏腑同时发生病变。凡两个或两个以上脏腑相继或同时发生病变时,即为脏腑兼病。脏腑病证的传变,一般以具有表里、生克、乘侮关系的脏腑兼病容易发生。掌握脏腑病证的一般传变规律,对临床分析判断病情的发展变化具有重要意义。除具有表里关系的脏腑之病变在五脏辨证中已论述外,尚有其他脏与脏、脏与腑的兼病,现将常见的兼证述于下。

1.心肺气虚

心肺气虚证是心肺两脏气虚所表现出的证候。多由久病咳嗽,耗伤心肺,或禀赋不足,年高体弱等因素引起。

(1)证候:心悸咳喘,气短乏力,动则尤甚,胸闷,咳痰清稀,面白无华,头晕神疲,自汗声怯。舌淡、苔白,脉沉弱或结代。

(2)分析:肺主呼吸,心主血脉,二者赖宗气的推动、协调。肺气虚,宗气生成不足,则心气亦虚;心气先虚,宗气耗散,亦可致肺气不足。心气不足,心的鼓动无力,故心悸、脉沉弱或结代;肺气虚弱,肃降无权,气机上逆,则为咳喘;气虚则气短乏力,动则耗气,故喘息亦甚;肺气虚,呼吸机能减退,故胸闷;肺气虚不能输布精微,水液停聚,故痰液清稀;气虚全身机能活动减退,血弱不能上荣,故面白无华,头晕神疲,舌淡、苔白;卫外功能减退则自汗;宗气不足则声怯。

2.心脾两虚

心脾两虚证是心血不足,脾气虚弱所表现出的证候。多由久病失调,或劳倦思虑,或慢性出血,以致心血耗伤,脾气受损。

(1)证候:心悸健忘,失眠多梦,食欲不振,腹胀便溏,神疲乏力,面色萎黄,或皮下出血,月经量少色淡,或崩漏,或经闭。舌淡,脉细弱。

(2)分析:心血不足,无以化气,则脾气亦虚;脾气虚弱,生血不足,或统血无权,血溢脉外,则又可致心血虚。心血不足,心神失养,故心悸健忘,失眠多梦;脾气虚,健运失司,故食欲不振,腹胀便溏;气血虚弱,血不上荣,机体机能活动减退,故面色萎黄,神疲乏力;脾气虚,失于统血,则皮下出血,崩漏;脾气虚,气血生化无源,故月经量少色淡,闭经。舌淡,脉细弱均为心脾两虚、气血虚弱之象。

3.心肾不交

心肾不交证是心肾水火既济失调所表现出的证候。多由久病伤阴,或房事不节,或思虑太过,情志郁而化火,或外感热病心火独亢等因素所致。

(1)证候:心烦失眠,心悸健忘,头晕耳鸣,咽干口燥,腰膝酸软,多梦遗精,五心烦热。舌红、少苔,脉细数。

(2)分析:肾水不足,不能上滋心阴,则心火偏亢;或心火亢于上,内耗阴精,致肾阴亏于下,使心肾阴阳水火既济失调,而成心肾不交的病理变化。肾水亏于下,心火亢于上,心神不宁,故心烦失眠,心悸;肾阴亏虚,骨髓不充,脑髓失养,故头晕耳鸣,健忘;腰为肾府,肾阴虚则腰失所充,故腰膝酸软;虚热内扰,精关不固,则多梦遗精。咽干口燥,五心烦热,舌红、少苔,脉细数均为阴虚内热之象。

4.心肾阳虚

心肾阳虚证是心肾两脏阳气虚衰,阴寒内盛,失于温煦所表现出的虚寒证候。多由久病不愈,或劳倦内伤所致。

(1)证候:心悸怔忡,畏寒肢冷,小便不利,肢面浮肿,下肢为甚,或唇甲淡暗青紫。舌青紫淡暗、苔白滑,脉沉细微。

(2)分析:肾阳为机体阳气之根本,心阳为气血运行的动力。心肾阳虚,阴寒内盛,心失温养则心悸怔忡,不能温煦肌肤则畏寒肢冷;肾阳虚衰,膀胱气化失司,则小便不利,水液停聚,泛溢肌肤,故肢面浮肿;而水液趋于下,故下肢肿甚;心阳虚,血液运行无力,血行瘀滞,故唇甲淡暗青紫。舌青紫淡暗、苔白滑,脉沉细微均为心肾阳气衰微,阴寒内盛,血行瘀滞,水气内盛之征象。

5.肺脾气虚

肺脾气虚证是肺脾两脏气虚所表现出的证候。多由久病咳嗽,肺虚及脾,或饮食不节,劳倦伤脾不能输精于肺所致。

(1)证候:久咳不止,痰多稀白,气短而喘,食欲不振,腹胀便溏,声低懒言,疲倦乏力,面色无华,甚则面浮足肿。舌淡、苔白,脉细弱。

(2)分析:肺主一身之气,脾主运化,为气血生化之源。脾气虚不能输精于肺,终致肺气虚;肺气虚宣降失常,脾气受困,亦可致脾气虚。久咳不止,肺气受损,故咳嗽气短而喘;气虚水津不布,聚湿生痰,故咳痰多稀白;脾气虚,运化失司,故见食欲不振,腹胀便溏;脾肺气虚,气血虚弱,机体机能活动减退,故声低懒言,疲倦乏力,面色无华;脾不化湿,水湿泛滥,故面浮足肿。舌淡、苔白,脉细弱均为气虚之象。

6.肺肾阴虚

肺肾阴虚证是肺肾两脏阴液不足所表现出的证候。多因久咳肺阴受损,肺虚及肾;或肾阴亏虚,或房事伤肾,肾虚及肺所致。

(1)证候:咳嗽痰少,或痰中带血,口燥咽干或声音嘶哑,腰膝酸软,形体消瘦,五心烦热,潮热盗汗,或遗精,月经量少。舌红、少苔,脉细数。

(2)分析:肺肾阴液互相滋养,病理上无论病起何脏,均可形成肺肾阴虚之证。肺肾阴虚,津液不能上承,肺失清润,故咳嗽痰少,口燥咽干或声音嘶哑;阴虚内热,热灼肺络,故咳痰带血;肾阴亏虚,失其濡养,故腰膝酸软;虚热内蒸,则五心烦热,潮热盗汗;肺肾阴虚,阴精不足,机体失养,故形体消瘦;虚热扰动精室则遗精;阴血不足则月经量少。舌红、少苔,脉细数则均为阴虚内热之征象。

7.肝火犯肺

肝火犯肺证是肝火炽盛,上逆犯肺所表现出的证候。多因情志郁结,肝郁化火,肝经热邪上逆犯肺,肺失肃降所致。

(1)证候:胸胁灼痛,急躁易怒,咳嗽阵作,痰黏量少色黄,甚则咯血,头晕目赤,烦热口苦。舌红、苔薄黄,脉弦数。

(2)分析:肝性升发,肺主肃降,升降相配,则气机协调平衡。肝脉贯膈上肺,若肝气升发太过,气火上逆,则可循经犯肺,而成肝火犯肺证。肝郁化火,热壅气滞,故胸胁灼痛;肝气升发太过,失于柔顺之性,故急躁易怒;肝火上炎,则头晕目赤;郁热内蒸,胆气上溢,故烦热口苦;肝火犯肺,肺失肃降,气机上逆,则为咳嗽;热灼肺津,炼津为痰,故痰黏量少色黄;火灼肺络,故咯血。舌红、苔薄黄,脉弦数均为肝火炽盛之象。

8.肝脾不调

肝脾不调证是肝失疏泄,脾失健运所表现出的证候。多由情志不遂,郁怒伤肝,或饮食不节,劳倦伤脾所致。

(1)证候:胁肋胀满窜痛,情志抑郁或急躁易怒,善太息,纳呆腹胀,便溏,肠鸣矢气,或腹痛欲泻,泻后痛减。舌苔白腻,脉弦。

(2)分析:肝之疏泄,有助于脾的运化;脾之运化,使气机通畅,亦有助于肝气的疏泄。肝失疏泄,气机郁滞,故胁肋部胀满窜痛,情志抑郁或急躁易怒;太息则气郁得畅,胀闷得舒,故善太息;脾失健运,气机郁滞,故纳呆腹胀;气滞湿阻,故便溏,肠鸣矢气;肝郁脾虚,气机失调,故腹痛欲泻;泻后气滞得畅,故泻后痛减。苔白腻,脉弦均为肝脾不调之象。

9.肝胃不和

肝胃不和证是肝失疏泄,胃失和降所表现出的证候。多由情志不遂,肝郁化火,横逆犯胃;或饮食伤胃,胃失和降,影响了肝的疏泄功能所致。

(1)证候:胸胁胃脘胀满疼痛,嗳气呃逆,嘈杂吞酸,烦躁易怒。舌红、苔薄黄,脉弦。

(2)分析:肝郁化火,横逆犯胃,肝郁气滞,故胸胁胃脘胀满疼痛;胃失和降,气机上逆,故嗳气呃逆;气郁于胃,郁而化火,故嘈杂吞酸;肝气郁滞,失于条达,故烦躁易怒。舌红、苔薄黄,脉弦为气郁化火之象。

10.肝肾阴虚

肝肾阴虚证是肝肾两脏阴液不足所表现出的证候。多由久病失调,房事不节,情志内伤所致。

(1)证候:头晕耳鸣,视物模糊,失眠健忘,腰膝酸软,胁痛,咽干口燥,五心烦热,颧红盗汗,遗精，月经不调。舌红、少苔，脉细数。

(2)分析：肝肾阴液相互滋生，若肝阴不足，可下及肾阴，使肾阴不足；肾阴不足，不能上滋肝阴，亦可致肝阴虚，故肝肾两脏的阴液盈亏，往往表现为盛则同盛，衰则同衰。肝肾阴虚，肝阳上亢，故头晕耳鸣；虚热内扰，心神不宁，故失眠健忘；肝阴不足，肝脉和目系失养，故胁痛，视物模糊；阴虚内热，虚热内盛，故咽干口燥，五心烦热，两颧发红；热迫营阴，故盗汗；虚热内扰精室，则遗精；冲任脉隶属于肝肾，肝肾阴虚，冲任失调，故月经不调。舌红、少苔，脉细数均为阴虚内热之征象。

11.脾肾阳虚

脾肾阳虚证是脾肾两脏阳气亏虚所表现出的证候。多由脾肾久病，或久泻、久痢，或水湿久居等耗气伤阳所致。

(1)证候：面色苍白，畏寒肢冷，腰膝或小腹冷痛，久泻，久痢；或五更泄泻，下利清谷；或小便不利，面浮肢肿，甚则出现腹水。舌淡胖、苔白滑，脉沉细。

(2)分析：脾为后天之本，主运化，有赖于肾阳之温煦；肾为先天之本，温养全身脏腑组织，又赖脾精的供养。两脏任一脏虚久，均可病及另一脏，最终导致脾肾阳虚。脾肾阳虚，不能温煦形体，故面色苍白，畏寒肢冷；肾阳虚，腰部失于温养，阴寒内盛，气机凝滞，故腰膝、小腹冷痛；命门火衰，脾阳衰微，故久泻，久痢，或五更泄泻，下利清谷；阳气虚衰，气化不利，水湿内停，故小便不利，腹水；水湿泛溢肌肤，故面浮肢肿。舌淡胖、苔白滑，脉沉细均为阳虚阴盛，水湿内停之象。

三、气血津液辨证

气血津液是脏腑正常生理活动的产物，受脏腑支配，同时它们又是人体生命活动的物质基础，一旦气血津液发生病变，则不仅会影响脏腑的功能，亦会影响人体的生命活动。反之，脏腑发生病变，必然也会影响气血津液的变化。气血津液辨证可分为气病辨证、血病辨证和津液病辨证。

(一)气病辨证

气病的常见证候，可以概括为气虚证、气陷证、气滞证和气逆证。

1.气虚证

气虚证是指体内营养物质受损或脏腑功能活动衰退所出现的证候。

(1)证候：头晕目眩、少气懒言、疲倦乏力、自汗，活动时诸症加剧。舌淡，脉虚无力。

(2)病因病机：多由久病、饮食失调或年老体弱等因素引起。

2.气陷证

气陷证是气虚病变的一种，以气虚无力升举为主的证候。

(1)证候：头昏眼花、少气倦怠、腹部有坠胀感、脱肛或子宫脱垂等。舌淡苔白，脉虚弱。

(2)病因病机：气虚则脏腑功能衰减，出现清阳不升，气陷于下，升举无力，内脏下垂。

3.气滞证

气滞证指体内某些部位或某一脏腑气机阻滞，运行不畅引起的病变证候。

(1)证候：闷胀、疼痛、时重时轻、走窜不定，得嗳气或矢气后胀痛减轻。

(2)病因病机：外感六淫，或内伤七情，或饮食劳倦，或跌仆闪挫等皆可引起气机不畅，出现气滞证。

4.气逆证

气逆证指气上逆不顺而出现的病变证候。一般多见肺胃肝之气上逆。

(1)证候:肺气上逆主要以咳嗽喘息为特征;胃气上逆主要以呃逆、嗳气、恶心呕吐为特征;肝气上逆主要以头痛、眩晕、昏厥,呕血为特征。

(2)病因病机:外邪犯肺,或痰浊壅肺等致肺失宣降,故上逆为咳喘。外邪犯胃,或饮食积滞,或气郁等而致胃失和降,其气上逆,则呃逆、嗳气、呕吐。情志不遂,郁怒伤肝,肝气上逆,火随气升,故头痛、眩晕、昏厥甚则呕血。

(二)血病辨证

血病的常见证候,可概括为血虚证、血瘀证和血热证。

1.血虚证

血虚证指机体内血液亏虚或其功能下降所引起的证候。

(1)证候:面色萎黄或苍白、唇色淡白、神倦乏力、头晕眼花、心悸失眠、手足麻木,妇女经量少、衍期甚或闭经。舌质淡,脉细无力。

(2)病因病机:久病耗伤或病失血,或后天脾胃虚弱,生化不足等诸因皆能令人血虚。

2.血瘀证

凡体内血行受阻,血液瘀滞,或血离于经而瘀阻于体内所引起的病变证候,均属血瘀证。

(1)证候:局部痛如针刺,部位固定,拒按,或有肿块,或见出血,血色紫暗,有血块,面色晦暗,口唇及皮肤甲错。舌质紫暗,或有瘀斑,脉涩等。

(2)病因病机:因气滞而血凝,或血受寒而脉阻,或热与血而相结,或外伤等血溢于经,导致瘀血内停,出现血瘀证。

3.血热证

血热证即血分有热,或热入血分的证候。

(1)证候:心烦,躁扰发狂,口干喜饮,身热以夜间为甚,舌红绛,脉细数;或见吐、衄、便、尿血及斑疹等,妇女月经提前、量多、色深红等。

(2)病因病机:外感热邪侵入,或五志郁火等所致。血分热盛,心神受扰,故烦躁,甚则发狂;血属阴,热入于内,入夜交争甚,所以发热至夜尤甚;阴血受灼,则口干喜饮;热盛血耗,不能充盈于脉,故脉细数;热迫血妄行,血络受损,必见出血,妇人月经亦必见量多而提前等。

(三)津液病辨证

各种原因所致水液代谢障碍,或津液耗损证候,均可称之为津液病。津液病变,一般可概括为津液不足和水液停聚两方面。

1.津液不足证

津液不足证又称津伤证,是指津液受劫所致的病变证候。

(1)证候:唇、舌、咽喉、皮肤干燥,肌肉消瘦,口渴,便秘,尿少。舌红少津、苔薄黄,脉细数。

(2)病因病机:多因大汗、出血、吐泻、多尿以及燥热灼伤津液等所致。

2.水液停聚证

水液停聚证多为肺、脾、肾和三焦等脏腑功能失常,使津液代谢发生障碍,造成水湿潴留,而形成痰、饮、水肿等病证。积水成饮,饮凝成痰;痰者稠黏,饮者清稀。虽二者皆由津液停聚而致，但痰与饮临床表现却颇多差异。

（1）痰：痰证一般又分风痰、热痰、寒痰、湿痰和燥痰，临床表现各有特征。

1）风痰：阴虚阳亢，风阳内动，嗜食肥甘，痰涎内盛，痰盛而动风。症见头晕目眩，喉中痰鸣，突然仆倒，口眼㖞斜，舌强不语，四肢麻木，偏瘫等。

2）热痰：热邪入侵或阳气亢盛，炼液成痰，痰热互结而成。症见烦热，咳痰黄稠，喉痹，便秘，或发癫狂，苔黄腻，脉滑数等。

3）寒痰：感受寒邪，或阴盛阳衰，水津结而成寒痰，或痰与寒结为病。症见畏寒厥冷，咳吐稀白痰，四肢不举，或骨痹刺痛，脉沉迟等。

4）湿痰：脾虚不运，湿聚成痰，痰湿并而为病。症见胸痞，纳少，呕恶，痰多，身重困倦，舌苔厚腻，脉濡滑等。

5）燥痰：燥邪内干，或热灼伤津化燥，炼液而成痰，燥与痰合而为病。症见咳痰黏稠如块如珠如线，量少，难咳，甚或痰中带血丝，口鼻干燥，咽干痛，便秘，舌干少津，脉细数而滑。

（2）饮：饮证可分为痰饮、悬饮和溢饮。

1）痰饮：中阳不振，水湿内停而成饮，留于胃肠。症见胸胁支满，胃脘有振水声，呕吐痰涎清稀，口不渴或渴不多饮，头目眩晕，心悸短气，苔白滑，脉弦滑等。

2）悬饮：阳不化水，水饮留于胁肋。症见胁痛，咳唾更甚，转则呼吸牵引而痛，肋间胀满，气短息促，脉沉而弦。

3）溢饮：阳气不振，脾肺输布失职，水湿成饮，流溢于四肢肌肉。症见肢体疼痛而沉重，甚则肢体浮肿，小便不利，或见发热恶寒而无汗，咳喘痰多上逆，胸满气促，倚息不得平卧，浮肿多见于面部，痰多而色白，苔白腻，脉弦紧。

第四节 治则与治法

一、治疗原则

治则是治疗疾病时所必须遵循的基本原则。它是在整体观念和辨证论治精神指导下而制定的治疗疾病的准绳，对临床立法、处方等具有普遍的指导意义。

治法与治则有别，治法是在一定治则指导下制定的针对疾病与证候的具体治疗大法、治疗方法和治疗措施。其中治疗大法是针对一类相同病机的证候而确立的，如汗、吐、下、和、清、温、补、消八法，其适应范围相对较广，是治法中的较高层次。治疗方法却是在治疗大法限定范围之内，针对某一具体证候所确立的具体治疗方法，如辛温解表、镇肝息风、健脾利湿等，它可以决定选择何种治疗措施。治疗措施是在治法指导下对病证进行治疗的具体技术、方式与途径，包括药治、针灸、按摩、导引、熏洗等。

治则与治法二者既有区别，又有联系。治则是治疗疾病时指导治法的总原则，具有原则性和普遍性意义；治法是从属于一定治则的具体治疗大法、治疗方法及治疗措施，其针对性及可操作性较强,较为具体而灵活。如从邪正关系来探讨疾病,则不外乎邪正盛衰,因而扶正祛邪就成为治疗的基本原则。在这一总原则的指导下,根据不同的虚证而采取的益气、养血、滋阴、扶阳等治法及相应的治疗手段就是扶正这一治则的具体体现;而在不同的实证中,发汗、清热、活血、涌吐、泻下等治法及采取的相应的治疗手段就是祛邪这一治则的具体体现。

治则与治法的运用,体现了原则性与灵活性的结合。治则统摄具体的治法,而多种治法都从属于一定的治则。因此,治疗上就可执简驭繁,既有高度的原则性,又有具体的可操作性与灵活性。

治病求本是指在治疗疾病时,必须辨析出疾病的病因病机,抓住疾病的本质,并针对疾病的本质进行治疗。故《素问·阴阳应象大论》说:"治病必求于本。"病因病机是对疾病本质的抽象认识,其涵盖了病因、病性、病位、邪正关系、机体体质及机体反应性等,因而是疾病本质的概括。故"求本",实际上就是辨清病因病机,确立证候。治病求本是整体观念与辨证论治在治疗观中的体现,是中医学治疗疾病的主导思想。

在临床实际操作中,对外感性疾病,着重病因的辨析;对内伤性疾病,则注重病机的辨析。如头痛病,既有因感受六淫邪气,如风寒、风热、风湿、风燥、暑湿等所致者,又有因机体自身代谢失调而产生气虚、血虚、瘀血、痰浊、肝阳上亢、肝火上炎等病理变化而发者。外感性头痛,辨清了病因,则能确立证候而施治,如风寒者以辛温散之,风热者以辛凉解之,风湿者用辛燥之品,风燥者宜辛润之药,暑湿者当芳香化湿。内伤性头痛,一般难以找到确切的病因,因而必须辨明病机,据病机确立证候,然后论治:属气虚者当补气,血虚者当补血,瘀血者当活血,痰浊者宜化痰,肝阳上亢者当平肝潜阳,肝火上炎者宜清肝泻火。

疾病的外在表现与其内在本质一般是统一的,但有时候是不完全一致的,因而透过临床表现探求疾病的本质,即病因病机是十分重要的。治病求本是治疗疾病的主导思想,而正治与反治、治标与治本、扶正与祛邪、调整阴阳、调理精气血津液、三因制宜等,则是受此主导思想支配和指导的治疗原则。

(一)正治与反治

在错综复杂的疾病过程中,疾病有本质与征象一致者,有本质与征象不一致者,故有正治与反治的不同。正治与反治是指所用药物性质的寒热、补泻效用与疾病的本质、现象之间的从逆关系而言,即《素问·至真要大论》所谓"逆者正治,从者反治"。

1.正治

正治是指采用与疾病的证候性质相反的方药以治疗的一种治疗原则。由于采用的方药与疾病证候性质相逆,如热证用寒药,故又称"逆治"。

正治适用于疾病的征象与其本质相一致的病证。实际上,临床上大多数疾病的外在征象与其病变本质是相一致的,如热证见热象、寒证见寒象等,故正治是临床最为常用的治疗原则。正治主要包括以下四个方面。

(1)寒者热之:寒者热之是指寒性病证出现寒象,用温热方药来治疗,即以热药治寒证。如表寒证用辛温解表方药,里寒证用辛热温里方药等。

(2)热者寒之:热者寒之是指热性病证出现热象,用寒凉方药来治疗,即以寒药治热证。如表热证用辛凉解表方药,里热证用苦寒清里方药等。

(3)虚则补之:虚则补之是指虚损性病证出现虚象,用具有补益作用的方药来治疗,即以补益药治虚证。如阳虚用温阳的方药,阴虚用滋阴的方药,气虚用益气的方药,血虚用补血的方药等。

(4)实则泻之:实则泻之是指实性病证出现实象,用攻逐邪实的方药来治疗,即以攻邪泻实药治实证。如食滞用消食导滞的方药,水饮内停用逐水的方药,瘀血用活血化瘀的方药,湿盛用祛湿的方药等。

2.反治

反治是指顺从病证的外在假象而治的一种治疗原则。由于采用的方药性质与病证中假象的性质相同,故又称为"从治"。反治适用于疾病的征象与其本质不完全吻合的病证。由于这类情况较少见,故反治的应用相对也较少。究其实质,用药虽然是顺从病证的假象,却是逆反病证的本质,故仍然是在治病求本思想指导下针对疾病的本质而进行的治疗。反治主要包括以下内容。

(1)热因热用:即以热治热,是指用热性药物来治疗具有假热征象的病证。它适用于阴盛格阳的真寒假热证。如格阳证中,由于阴寒充塞于内,逼迫阳气浮越于外,故可见身反不恶寒,面赤如妆等假热之象,但由于阴寒内盛是病本,故同时也见下利清谷、四肢厥逆、脉微欲绝、舌淡苔白等内真寒的表现。因此,当用温热方药以治其本。

(2)寒因寒用:即以寒治寒,是指用寒性药物来治疗具有假寒征象的病证。它适用于阳盛格阴的真热假寒证。如热厥证中,由于里热盛极,阳气郁阻于内,不能外达于肢体起温煦作用,并格阴于外而见手足厥冷、脉沉伏等假寒之象。但细究之,患者手足虽冷,但躯干部却壮热而欲掀衣揭被,或见恶热、烦渴饮冷、小便短赤、舌红绛、苔黄等里真热的征象。这是阳热内盛,深伏于里所致。其外在寒象是假,里热盛极才是病之本质,故须用寒凉药清其里热。

(3)塞因塞用:即以补开塞,是指用补益药物来治疗具有闭塞不通症状的虚证。它适用于因体质虚弱,脏腑精气功能减退而出现闭塞症状的真虚假实证。如血虚而致经闭者,由于血源不足,故当补益气血而充其源,则无须用通药而经自来。又如肾阳虚衰,推动蒸化无力而致的尿少癃闭,当温补肾阳,温煦推动尿液的生成和排泄,则小便自然通利。再如脾气虚弱,出现纳呆、脘腹胀满、大便不畅时,是因为脾气虚衰无力运化所致,当采用健脾益气的方药治疗,使其恢复正常的运化及气机升降,则症自减。因此,以补开塞,主要是针对病证虚损不足的本质而治。

(4)通因通用:即以通治通,是指用通利的药物来治疗具有通泻症状的实证。它适用于因实邪内阻出现通泄症状的真实假虚证。一般情况下,对泄泻、崩漏、尿频等症,多用止泻、固冲、缩尿等法。但这些通泄症状出现在实性病证中,则当以通治通。如食滞内停,阻滞胃肠,致腹痛泄泻,泻下物臭如败卵时,不仅不能止泄,相反当消食而导滞攻下,推荡积滞,使食积去而泄自止。又如瘀血内阻,血不循经所致的崩漏,如用止血药,则瘀阻更甚而血难循其经,则出血难止,此时当活血化瘀,瘀去则血自归经而出血自止。再如湿热下注而致的淋证,见尿频、尿急、尿痛等症,以利尿通淋而清其湿热,则症自消。这些都是针对邪实的本质而治。

正治与反治相同之处,都是针对疾病的本质而治,故同属于治病求本的范畴;其不同之处在于:正治适用于病变本质与其外在表现相一致的病证,而反治则适用于病变本质与临床征象不完全一致的病证。

(二)治标与治本

标与本是相对而言的,标本关系常用来概括说明事物的现象与本质,在中医学中常用来概括病变过程中矛盾的主次先后关系。作为对举的概念,不同情况下标与本之所指不同。如就邪正而言,正气为本,邪气为标;就病机与症状而言,病机为本,症状为标;就疾病先后而言,旧病、原发病为本,新病、继发病为标;就病位而言,脏腑精气病为本,肌表经络病为标。掌握疾病的标本,就能分清主次,抓住治疗的关键,有利于从复杂的疾病矛盾中找出和处理其主要矛盾或矛盾的主要方面。在复杂多变的疾病过程中,常有标本主次的不同,因而治疗上就有先后缓急之分。

1.缓则治本

缓则治其本,多用在病情缓和,病势迁延,暂无急重症状的情况下。此时,必须着眼于疾病本质的治疗。因标病产生于本病,本病得治,标病自然也随之而去。如痨病肺肾阴虚之咳嗽,肺肾阴虚是本,咳嗽是标,故治疗不用单纯止咳法来治标,而应滋养肺肾以治本,本病得愈,咳嗽也自然会消除;再如气虚自汗,则气虚不摄为本,出汗为标。单用止汗难以奏效,此时应补气以治其本,气足则自能收摄汗液。另外,先病宿疾为本,后病新感为标,新感已愈而转治宿疾,也属缓则治本。

2.急则治标

病证急重时的标本取舍原则是标病急重,则当先治、急治其标。标急的情况多出现在疾病过程中的急重,甚或危重症状,或卒病而病情非常严重时。如病因明确的剧痛,可先缓急止痛,痛止则再图其本。又如水鼓患者,就原发病与继发病而言,鼓胀多是在肝病基础上形成,则肝血瘀阻为本,腹水为标,如腹水不重,则以化瘀为主,兼以利水;但当腹水严重,腹部胀满,呼吸急促,二便不利时,则为标急,此时当先治标病之腹水,待腹水减退,病情稳定后,再治其肝病。又如大出血患者,由于大出血会危及生命,故不论何种原因的出血,均应紧急止血以治标,待血止,病情缓和后再治其病本。

另外,在先病为本而后病为标的关系中,有时标病虽不危急,但若不先治将影响本病整个治疗方案的实施时,也当先治其标病。如心脏病的治疗过程中,患者得了轻微感冒,也应当先将后病感冒治好,方可使先病即心脏病的治疗方案得以实施。

3.标本兼治

当标本并重或标本均不太急时,当标本兼治。如在热性病过程中,热盛伤津耗阴,津液与阴气受损,凉润作用减退而致肠燥便秘不通,此时邪热内结为本,津液与阴气受伤为标,治当泻热攻下与滋阴增液通便同用;又如脾气虚衰运化失职,水湿内停,此时脾气虚衰是本,水湿内停为标,治可补脾与祛湿同用;再如素体气虚,抗病力低下,反复感冒,如单补气则易留邪,纯发汗解表则易伤正,此时治宜益气解表。以上均属标本兼治。

总之,病证之变化有轻重缓急、先后主次之不同,因而标本的治法运用也就有先后与缓急、单用或兼用的区别,这是中医治疗的原则性与灵活性有机结合的体现。区分标病与本病的缓急主次,有利于从复杂的病变中抓住关键,做到治病求本。

(三)扶正与祛邪

正邪相搏中双方的盛衰消长决定着疾病的发生、发展与转归,正能胜邪则病退,邪能胜正则病进。因此,治疗疾病的一个基本原则,就是要扶助正气,祛除邪气,改变邪正双方力量的对比,使疾病早日向好转、痊愈的方向转化。

1.扶正祛邪的概念

扶正，即扶助正气，增强体质，提高机体的抗邪及康复能力，适用于各种虚证，即所谓“虚则补之”。而益气、养血、滋阴、温阳、填精、补津以及补养各脏的精气阴阳等，均是扶正治则下确立的具体治疗方法。

祛邪，即祛除邪气，消解病邪的侵袭和损害，抑制亢奋有余的病理反应，适用于各种实证，即所谓“实则泻之”。而发汗、涌吐、攻下、消导、化痰、活血、散寒、清热、祛湿等，均是祛邪治则下确立的具体治疗方法。

2.扶正祛邪的运用

扶正与祛邪两者相互为用，相辅相成，扶正增强了正气，有助于机体祛除病邪，即所谓“正胜邪自去”；祛邪则在邪气被祛的同时，减免了对正气的侵害，即所谓“邪去正自安”。扶正祛邪在运用上要掌握好以下原则：①攻补应用合理，即扶正用于虚证，祛邪用于实证。②把握先后主次：对虚实错杂证，应根据虚实的主次与缓急，决定扶正祛邪运用的先后与主次。③扶正不留邪，祛邪不伤正。其具体运用如下。

(1)单独运用。

1)扶正：适用于虚证或真虚假实证。扶正的运用，当分清虚证所在的脏腑经络等部位及其精气血津液阴阳中的何种虚衰，还应掌握用药的峻缓量度。虚证一般宜缓图，少用峻补，免成药害。

2)祛邪：适用于实证或真实假虚证。祛邪的运用，当辨清病邪性质、强弱、所在病位，而采用相应的治法。还应注意中病则止，以免用药太过而伤正。

(2)同时运用：扶正与祛邪的同时使用，即攻补兼施，适用于虚实夹杂的病证。由于虚实有主次之分，因而攻补同时使用时亦有主次之别。

1)扶正兼祛邪：以扶正为主，辅以祛邪，适用于以正虚为主的虚实夹杂证。

2)祛邪兼扶正：以祛邪为主，辅以扶正，适用于以邪实为主的虚实夹杂证。

(3)先后运用：扶正与祛邪的先后运用，也适用于虚实夹杂证，主要是根据虚实的轻重缓急而变通使用。

1)先扶正后祛邪：先补后攻，适用于以正虚为主，机体不能耐受攻伐者。此时兼顾祛邪反而更伤正气，故当先扶正以助正气，正气能耐受攻伐时再予以祛邪，可免“贼去城空”之虞。

2)先祛邪后扶正：先攻后补，适用于以下两种情况：一是以邪盛为主，兼扶正反会助邪；二是正虚不甚，邪势方张，正气尚能耐攻者。此时先行祛邪，邪气速去则正亦易复，再补虚以收全功。总之，扶正祛邪的应用，应知常达变，灵活运用，据具体情况而选择不同的用法。

(四)调整阴阳

阴阳失去平衡协调是疾病的基本病机，对此加以调治即为调整阴阳。调整阴阳，即指纠正疾病过程中机体阴阳的偏盛偏衰，损其有余、补其不足，恢复人体阴阳的相对平衡。

1.损其有余

损其有余，即“实则泻之”，适用于人体阴阳中任何一方偏盛有余的实证。

(1)泻其阳盛：“阳盛则热”的实热证，据阴阳对立制约原理，宜用寒凉药物以泻其偏盛之阳热。此即“热者寒之”之意。在阳偏盛的同时，由于“阳盛则阴病”，每易导致阴气的亏减，此时不宜单纯地清其阳热，而须兼顾阴气的不足，即清热的同时配以滋阴之品，以祛邪为主，兼以扶正。

(2)损其阴盛：“阴盛则寒”的实寒证，宜用温热药物以消解其偏盛之阴寒。此即“寒者热之”之意。若在阴偏盛的同时，由于“阴盛则阳病”，每易导致阳气的不足，此时不宜单纯地温散其寒，还须兼顾阳气的不足，即在散寒的同时，配以扶阳之品，同样是以祛邪为主，兼以扶正之法。

2.补其不足

补其不足，即“虚则补之”，适用于人体阴阳中任何一方虚损不足的病证。调补阴阳，又有据阴阳相互制约原理的阴阳互制的调补阴阳及据阴阳互根原理的阴阳互济的调补阴阳。阴阳两虚者则宜阴阳并补。

(1)阴阳互制之调补阴阳：当阴虚不足以制阳而致阳气相对偏亢的虚热证时，治宜滋阴以抑阳，即唐代王冰所谓“壮水之主，以制阳光”(《素问·至真要大论》注语)，《素问·阴阳应象大论》称之为“阳病治阴”。这里的“阳病”指的是阴虚则阳气相对偏亢，“治阴”即补阴之意。当阳虚不足以制阴而致阴气相对偏盛的虚寒证时，治宜扶阳以抑阴，即王冰所谓“益火之源，以消阴翳”(《素问·至真要大论》注语)，《素问·阴阳应象大论》称之为“阴病治阳”。这里的“阴病”指的是阳虚则阴气相对偏盛，“治阳”即补阳之意。

(2)阴阳互济之调补阴阳：对于阴阳偏衰的虚热及虚寒证的治疗，明代张介宾还提出了阴中求阳与阳中求阴的治法。他说：“善补阳者，必于阴中求阳，则阳得阴助而生化无穷；善补阴者，必于阳中求阴，则阴得阳升而泉源不竭。”(《景岳全书·新方八阵》)此为阴阳互济的方法，即据阴阳互根的原理，补阳时适当佐以补阴药谓之“阴中求阳”，补阴时适当佐以补阳药谓之“阳中求阴”。其意是使阴阳互生互济，不但能增强疗效，同时亦能限制纯补阳或纯补阴时药物的偏性。如肾阴虚衰而相火上僭的虚热证，可用滋阴降火的知柏地黄丸少佐温热的肉桂以阳中求阴，引火归源，即是其例。

(3)阴阳并补：对阴阳两虚者则可采用阴阳并补之法治疗。但须分清主次而用，阳损及阴者，以阳虚为主，则应在补阳的基础上辅以滋阴之品；阴损及阳者，以阴虚为主，则应在滋阴的基础上辅以补阳之品。应当指出，阴阳互济之调补和阴阳并补两法，虽然用药上都是滋阴、补阳并用，但主次分寸不同，且适应的证候有别。

(4)回阳救阴：此法适用于阴阳亡失者。亡阳者，当回阳以固脱；亡阴者，当救阴以固脱。由于亡阳与亡阴实际上都是一身之气的突然大量脱失，故治疗时都要兼以峻剂补气，常用人参等药。

此外，对于阴阳格拒的治疗，则以寒因寒用、热因热用之法治之。阳盛格阴所致的真热假寒证，其本质是实热证，治宜清泻阳热，即寒因寒用；阴盛格阳所致的真寒假热证，本质是寒盛阳虚，治宜温阳散寒，即热因热用。总之，运用阴阳学说以指导治疗原则的确定，其最终目的在于选择有针对性的调整阴阳之措施，以使阴阳失调的异常情况复归于协调平衡的正常状态。

(五)调理精气血津液

精气血津液是脏腑经络功能活动的物质基础，生理上各有不同功用，彼此之间又相互为用。因此，病理上就有精气血津液各自的失调及互用关系失调。而调理精气血津液则是针对以上的失调而设的治疗原则。

1.调精

(1)填精:填精补髓用于肾精亏虚,此精指的是具有生殖、濡养、化气、生血、养神等功能的一般意义的精,包括先天之精和后天水谷之精。精之病多以亏虚为主,主要表现为生长发育迟缓、生殖功能低下或不能生育以及气血神的生化不足等,可以补髓填精之法治之。

(2)固精:固精之法用于滑精、遗精、早泄,甚至精泄不止的精脱之候。其总的病机均为肾气不固,故治当补益肾气以摄精。

(3)疏利精气:精之病尚见于阴器脉络阻塞,以致败精、浊精郁结滞留,难以排出;或肝失疏泄,气机郁滞而致的男子不排精之候。治当疏利精气,通络散结。

2.调气

(1)补气:用于较单纯的气虚证。一身之气的生成源于肾所藏先天之精化生的先天之气(元气),脾胃化水谷而生的水谷之精所化之气,以及由肺吸入的自然界清气。因此,补气多为补益肺、脾、肾。又由于卫气、营气、宗气的化生及元气的充养多与脾胃化生的水谷之气有关,故尤应重视对脾气的补益。

(2)调理气机:用于气机失调的病证。气机失调的病变主要有气滞、气逆、气陷、气闭、气脱等。治疗时,气滞者宜行气,气逆者宜降气,气陷者宜补气升气,气闭者宜顺气开窍通闭,气脱者则宜益气固脱。调理气机时,还须注意顺应脏腑气机的升降规律,如脾气主升,肝气疏泄升发,常宜畅其升发之性;胃气主通降,肺气主肃降,多宜顺其下降之性。

3.调血

(1)补血:用于单纯的血虚证。血源于水谷精微,与脾胃、心、肝、肾等脏腑的机能密切相关。因此补血时,应注意同时调治这些脏腑的机能,其中又因"脾胃为后天之本""气血生化之源",故尤应重视对脾胃的补养。

(2)调理血运:血运失常的病变主要有血瘀、出血等,而血寒是血瘀的主要病机,血热、气虚、瘀血是出血的主要病机。治疗时,血瘀者宜活血化瘀,因血寒而瘀者宜温经散寒行血;出血者宜止血,且须据出血的不同病机而施以清热、补气、活血等法。

4.调津液

(1)滋养津液:用于津液不足证。其中实热伤津,宜清热生津。

(2)祛除水湿痰饮:用于水湿痰饮证。其中湿盛者宜祛湿、化湿或利湿;水肿或水鼓者,宜利水消肿;痰饮为患者,宜化痰逐饮。因水液代谢障碍,多责之肺、脾、肾、肝,故水湿痰饮的调治,从脏腑而言,多从肺、脾、肾、肝入手。

5.调理精气血津液的关系

(1)调理气与血的关系:由于气血之间有着互根互用的关系,故病理上常相互影响而有气病及血或血病及气的病变,结果是气血同病,故需调理两者的关系。气虚生血不足而致血虚者,宜补气为主,辅以补血,或气血双补;气虚行血无力而致血瘀者,宜补气为主,辅以活血化瘀;气滞致血瘀者,宜行气为主,辅以活血化瘀;气虚不能摄血者,宜补气为主,辅以收涩或温经止血。血虚不足以养气,可致气虚,宜补血为主,辅以益气;但气随血脱者,应先益气固脱以止血,待病势缓和后再进补血之品。

(2)调理气与津液的关系:气与津液生理上同样存在互用的关系,故病理上也常相互影响,因而治疗上就要调理两者关系的失常。气虚而致津液化生不足者，宜补气生津；气不行津而成水湿痰饮者，宜补气、行气以行津；气不摄津而致体内津液丢失者，宜补气以摄津。津停而致气阻者，在治水湿痰饮的同时，应辅以行气导滞；气随津脱者，宜补气以固脱，辅以补津。

(3)调理气与精的关系：生理上气能疏利精行，精与气又可互相化生。病理上气滞可致精阻而排出障碍，治宜疏利精气；精亏不化气可致气虚，气虚不化精可致精亏，治宜补气填精并用。

(4)调理精血津液的关系："精血同源"，故血虚者在补血的同时，也可填精补髓；精亏者在填精补髓的同时，也可补血。"津血同源"，病理上常有津血同病而见津血亏少或津枯血燥，治当补血养津或养血润燥。

(六)三因制宜

"人以天地之气生"，指人是自然界的产物，自然界天地阴阳之气的运动变化与人体是息息相通的，因此人的生理活动、病理变化必然受着诸如时令气候节律、地域环境等因素的影响。患者的性别、年龄、体质等个体差异，也对疾病的发生、发展与转归产生一定的影响。因此，在治疗疾病时，就必须根据这些具体因素作出分析，区别对待，从而制定出适宜的治疗方法，即所谓因时、因地和因人制宜。这也是治疗疾病所必须遵循的一个基本原则。

1.因时制宜

根据时令气候节律特点，来制定适宜的治疗原则，称为因时制宜。因时之"时"一是指自然界的时令气候特点，二是指年、月、日的时间变化规律。《灵枢·岁露》说："人与天地相参也，与日月相应也。"年月季节、昼夜晨昏时间因素，既可影响自然界不同的气候特点和物候特点，又可对人体的生理活动与病理变化带来一定影响。因此，要注意在不同的天时气候及时间节律条件下的治疗宜忌。

以季节而言，由于季节间的气候变化幅度大，故对人的生理病理影响也大。如夏季炎热，机体当此阳盛之时，腠理疏松开泄，则易于汗出，即使感受风寒而致病，辛温发散之品亦不宜过用，以免伤津耗气或助热生变。至于寒冬时节，人体阴盛而阳气内敛，腠理致密，同是感受风寒，则辛温发表之剂用之无碍；但此时若病热证，则当慎用寒凉之品，以防损伤阳气。即如《素问·六元正纪大论》所说："用寒远寒，用凉远凉，用温远温，用热远热，食宜同法。"即用寒凉方药及食物时，当避其气候之寒凉；用温热方药及食物时，当避其气候之温热。又如暑多夹湿，故在盛夏多注意清暑化湿；秋天干燥，则宜轻宣润燥等。

以月令而言，《素问·八正神明论》说："月始生，则血气始精，卫气始行；月郭满，则血气实，肌肉坚；月郭空，则肌肉减，经络虚，卫气去，形独居。"并据此而提出"月生无泻，月满无补，月郭空无治，是谓得时而调之"的治疗原则，即提示治疗疾病时须考虑每月的月相盈亏圆缺变化规律，这在针灸及妇科的月经病治疗中较为常用。

以昼夜而言，日夜阴阳之气比例不同，人亦应之。因而某些病证，如阴虚的午后潮热，湿温的身热不扬而午后加重，脾肾阳虚之五更泄泻等，也具有日夜的时相特征，亦当考虑在不同的时间实施治疗。针灸中的"子午流注针法"即根据不同时辰而有取经与取穴的相对特异性，是择时治疗的最好体现。

2.因地制宜

根据不同的地域环境特点，来制定适宜的治疗原则，称为因地制宜。不同的地域，地势有高下，气候有寒热湿燥，水土性质各异。因而，在不同地域长期生活的人就具有不同的体质差异，加之其生活与工作环境、生活习惯与方式各不相同，使其生理活动与病理变化亦不尽相同，因地制宜就是考虑这些差异而实施治疗。如我国东南一带，气候温暖潮湿，阳气容易外泄，人们腠理较疏松，易感外邪而致感冒，且一般以风热居多，故常用桑叶、菊花、薄荷一类辛凉解表之剂；即使外感风寒，也少用麻黄、桂枝等温性较大的解表药，而多用荆芥、防风等温性较小的药物，且分量宜轻。而西北地区，气候寒燥，阳气内敛，人们腠理闭塞，若感邪则以风寒居多，以麻黄、桂枝之类辛温解表多见，且分量也较重。也有一些疾病的发生与不同地域的地质水土状况密切相关，如地方性甲状腺肿、大骨节病、克山病等地方性疾病。因而治疗时就必须针对疾病发生在不同的地域背景而实施适宜的治疗方法与手段。

3.因人制宜

根据患者的年龄、性别、体质等不同特点，来制定适宜的治疗原则，称为因人制宜。不同的患者有其不同的个体特点，应根据每个患者的年龄、性别、体质等不同的个体特点来制定适宜的治则。如清代徐大椿《医学源流论》指出："天下有同此一病，而治此则效，治彼则不效，且不惟无效，而反有大害者，何也？则以病同人异也。"

(1)年龄：年龄不同，则生理功能、病理反应各异，治宜区别对待。如小儿生机旺盛，但脏腑娇嫩，气血未充，发病则易寒易热，易虚易实，病情变化较快。因而，治疗小儿疾病，药量宜轻，疗程多宜短，忌用峻剂。青壮年则气血旺盛，脏腑充实，病发则由于邪正相争剧烈而多表现为实证，可侧重于攻邪泻实，药量亦可稍重。而老年人生机减退，气血日衰，脏腑机能衰减，病多表现为虚证，或虚中夹实。因而，多用补虚之法，或攻补兼施，用药量应比青壮年少，中病即止。

(2)性别：男女性别不同，各有其生理、病理特点，治疗用药亦当有别。妇女生理上以血为本，以肝为先天，病理上有经、带、胎、产诸疾及乳房、胞宫之病。月经期、妊娠期用药时当慎用或禁用峻下、破血、重坠、开窍、滑利、走窜及有毒药物；带下以祛湿为主；产后诸疾则应考虑是否有恶露不尽或气血亏虚，从而采用适宜的治法。男子生理上则以精气为主，以肾为先天，病理上精气易亏而有精室疾患及男性功能障碍等特有病证，如阳痿、早泄、遗精、滑精以及精液异常等，宜在调肾基础上结合具体病机而治。

(3)体质：因先天禀赋与后天生活环境的不同，个体体质存在着差异。一方面，不同体质有着不同的病邪易感性；另一方面，患病之后，由于机体的体质差异与反应性不同，病证就有寒热虚实之别或"从化"的倾向。因而治法方药也应有所不同：偏阳盛或阴虚之体，当慎用温热之剂；偏阴盛或阳虚之体，则当慎用寒凉之品；体质壮实者，攻伐之药量可稍重；体质偏弱者，则应采用补益之剂。

三因制宜的原则，体现了中医治疗上的整体观念以及辨证论治在应用中的原则性与灵活性，只有把疾病与天时气候、地域环境、患者个体差异诸因素等加以全面考虑，才能使疗效得以提高。

二、治疗方法

(一)汗法

汗法亦称"解表法"，即通过开泄腠理，促进发汗，使表证随汗出而解的治法。

1.应用要点

汗法，不仅能发汗，凡欲祛邪外出，透邪于表，畅通气血，调和营卫，皆可酌情用之。临床常用于解表、透疹、祛湿和消肿。

(1)解表：通过发散，以祛除表邪，解除恶寒发热、鼻塞流涕、头项强痛、肢体酸痛、脉浮等表证。由于表证有表寒、表热之分，因而汗法又有辛温、辛凉之别。辛温用于表寒证，以麻黄汤、桂枝汤、荆防败毒散为代表；辛凉用于表热证，以桑菊饮、银翘散等为代表。

(2)透疹：通过发散，以透发疹毒。如麻疹初起，疹未透发，或难出而透发不畅，均可用汗法透之，使疹毒随汗透而散于外，以缓解病势。透疹之汗法，一般用辛凉，少用辛温，且宜选用具有透疹功能的解表药组成方剂，如升麻葛根汤、竹叶柳蒡汤。尚需注意的是，麻疹虽为热毒，宜于辛凉清解，但在初起阶段，应避免使用苦寒沉降之品，以免疹毒冰伏，不能透达。

(3)祛湿：通过发散，以祛风除湿。故外感风寒而兼有湿邪，以及风湿痹证，均可酌用汗法。素有脾虚湿蕴，又感风寒湿邪，内外相会，风湿相搏，发为身体烦疼，并见恶寒发热无汗、脉浮紧等表证，法当发汗以祛风湿，兼以燥湿健脾，宜用麻黄加术汤。如有湿郁化热之象，症见一身尽疼、发热、日晡加剧者，则法当宣肺祛风、渗湿除痹，如麻黄杏仁薏苡甘草汤之类。

(4)消肿：通过发散，既可逐水外出而消肿，又能宣肺利水以消肿。故汗法可用于水肿实证而兼有表证者。对于风水恶风、脉浮、一身悉肿、口渴、不断出汗而表有热者，为风水夹热，法当发汗退肿，兼以清热，宜用越婢汤或越婢加术汤，如与五皮饮合方，疗效更佳。对于身面浮肿、恶寒无汗、脉沉小者，则属少阴虚寒而兼表证，法当发汗退肿，兼以温阳，宜用麻黄附子甘草汤加减。

2.注意事项

(1)注意不要过汗：运用汗法治疗外感热病，要求达到汗出热退，脉静身凉，以周身微汗为度，不可过汗和久用。发汗过多，甚则大汗淋漓，则耗伤阴液，可致伤阴或亡阳。张仲景在《伤寒论》中说："温覆令一时许，遍身漐漐微似有汗者益佳，不可令如水流漓，病必不除。"他强调汗法应中病即止，不必尽剂，同时对助汗之护理也甚重视。凡方中单用桂枝发汗者，要求啜热粥或温覆以助药力；若与麻黄、葛根同用者，则一般不需啜热粥或温覆。乃因药轻则需助，药重则不助，其意仍在使发汗适度。

(2)注意用药峻缓：使用汗法，应视病情轻重与正气强弱而定用药之峻缓。一般表虚用桂枝汤调和营卫，属于轻汗法；而表实用麻黄汤发泄郁阳，则属于峻汗法。此外，尚有麻桂各半汤之小汗法，以及桂二麻一汤之微汗法等。使用汗法，还应根据时令及体质而定峻缓轻重。暑天炎热，汗之宜轻，配用香薷饮之类；冬令严寒，汗之宜重，酌选麻黄汤之类。体质虚者，汗之宜缓，用药宜轻；体质壮实，汗之可峻，用药宜重。

(3)注意兼杂病证：由于表证有兼杂证候的不同，汗法又当配以其他治法。如兼气滞者，当理气解表，用香苏散之类；兼痰饮者，当化饮解表，用小青龙汤之类。尤需注意的是，对于虚人外感，务必照顾正气，采用扶正解表之法。兼气虚者，当益气解表，如用参苏饮、人参败毒散；兼阳虚者，当助阳解表，如用麻黄附子细辛汤；兼血虚者，当养血解表，如用葱白七味饮；兼阴虚者，当滋阴解表，如用加减葳蕤汤。

(4)注意不可妄汗：《伤寒论》中论述不可汗的条文甚多，概括起来就是汗家、淋家、疮家、衄家、亡血家、咽喉干燥、尺中脉微、尺中脉迟以及病在里者，均不可汗。究其原因，或是津亏，或是血虚，或是阳弱，或兼热毒，或兼湿热，或种种因素兼而有之，故虽有表证，仍不可单独使用辛温发汗，必须酌情兼用扶正或清热等法。此外，对于非外感风寒之发热头痛，亦不可妄汗。

(二)清法

清法亦称“清热法”，即通过寒凉泄热的药物和措施，使邪热外泄，消除里热证的治法。其内容十分丰富，应用也很广泛。

1.应用要点

(1)清热生津：温病出现高热烦躁、汗出蒸蒸、渴喜冷饮、舌红苔黄、脉洪大等症，是热入气分，法当清热生津，常用白虎汤之类；如正气虚弱，或汗多伤津，则宜白虎加人参汤；温病后期，余热未尽，津液已伤，胃气未复，又宜用竹叶石膏汤一类，以清热生津、益气和胃。

(2)清热凉血：温病热入营血，症见高热烦躁、谵语神昏、全身发斑、舌绛少苔、脉细而数，或因血热妄行，引起咯血、鼻衄及皮下出血等，均宜清热凉血。如营分热甚用清营汤，血分热甚用犀角地黄汤，血热发斑用化斑汤等。

(3)清热养阴：温病后期，伤津阴虚，夜热早凉，热退无汗；或肺痨阴虚，午后潮热，盗汗咯血，均宜清热养阴。如温病后期，伤阴虚热，用青蒿鳖甲汤之类；虚劳骨蒸，用秦艽鳖甲散之类。

(4)清热解暑：暑热证，见发热多汗、心烦口渴、气短倦怠、舌红脉虚；或小儿疰夏，久热不退，均宜清热解暑，或兼益气生津。如用清络饮解暑清热，用清暑益气汤消暑补气，用生脉散加味治疗暑热而致的气阴两虚等。

(5)清热解毒：热毒诸证，如丹毒、疔疮、痈肿、喉痹、痄腮，以及各种疫证、内痈等，均宜清热解毒。如疔毒痈肿用五味消毒饮，泻实火、解热毒用黄连解毒汤，解毒、疏风、消肿则用普济消毒饮等。

(6)清热除湿：湿热为患，当以其病性病位不同而选用适当方药。如肝胆湿热用龙胆泻肝汤，湿热黄疸用茵陈蒿汤，湿热下痢用香连丸或白头翁汤等。

(7)清泻脏腑：脏腑诸火，均宜清热泻火。如心火炽盛，见烦躁失眠、口舌糜烂、大便秘结，甚则吐衄者，用大黄泻心汤以清心火；心移热于小肠，兼见尿赤涩痛者，用导赤散泻心火兼清小肠；肝胆火旺，见面目红赤、头痛失眠、烦躁易怒、胸胁疼痛、便结尿黄者，用龙胆泻肝汤清泻肝胆；胃火牙痛，见口唇溃痛，用清胃散泻胃火；肺热咳嗽，用泻白散清肺火；肾虚火亢，见潮热、盗汗、遗精者，用知柏地黄汤泻肾火等。

2.注意事项

(1)注意真热假热：使用清法，必须针对实热之证而用，勿为假象所迷惑；对于真寒假热，需仔细辨明，以免误用清法，造成严重后果。正如《医学心悟》指出：“有命门火衰，浮阳上泛，有似于火者；又有阴盛格阳假热之证，其人面赤狂躁，欲坐卧泥水中；或数日不大便，或舌黑而润，或脉反洪大，峥峥然鼓击于指下，按之豁然而空者；或口渴欲得冷饮而不能下；或因下元虚冷，频饮热汤以自救。世俗不识，误投凉药，下咽即危矣。此不当清而清之误也。”

(2)注意虚火实火：使用清法，又须分清外感与内伤、虚火与实火。外感多实，内伤多虚，病因各异，治法迥别。外感风寒郁闭之火，当散而清之；湿热之火，则渗而清之；燥热之火，宜润而清之；暑热伤气虽因感邪而致，仍应补而清之。对于内伤七情，火从内发者，应针对引起虚火的不同病因病机分别处治。气虚者补其气;血虚者养其血;其阴不足而火上炎者,当壮水之主;真阳虚衰而虚火上炎者,又宜引火归源。

(3)注意因人而清:使用清法,还须根据患者体质之强弱以酌其轻重。对体虚者,不可清之过重,以免反伤正气,甚则产生变证。一般而论,壮实之体,患了实热之证,清之稍重;若本体虚,脏腑本寒,饮食素少,肠胃虚弱,或产后、病后之热证,宜轻用。倘若清剂过多,则治热未已,而寒生矣。故清法当因人而用。

(4)注意审证而清:火热之证,有微甚之分,故清法亦有轻重之别。药轻病重,则难取效;病轻药重,易生变证。凡大热之证,清剂太微,则病不除;微热之证,而清剂太过,则寒证即至。但不及犹可再清,太过则常会引起病情的变化。所以临证之时,必须审证而清。

由于热必伤阴,进而耗气,因此尚须注意清法与滋阴、补气法的配合应用。一般清火泄热之药,不可久用,热去之后,即配以滋阴扶脾益气之药,以善其后。

(三)下法

下法亦称"泻下法",即通过通便、下积、泻实、逐水,以消除燥屎、积滞、实热及水饮等证的治法。

1.应用要点

下法的运用,甚为广泛。由于病有寒热,体有强弱,邪有兼杂,因而下法又有寒下、温下、润下及逐水之别。

(1)寒下:里实热证,见大便燥结、腹满疼痛、高热烦渴;或积滞生热,腹胀而痛;或肠痈为患,腑气不通;或湿热下痢,里急后重特甚;或血热妄行、吐血衄血;或风火眼病等。凡此种种,均宜寒下。常用寒性泻下药,如大黄、芒硝、番泻叶等。应当根据不同的病机性质来选方,如阳明胃家实用大承气汤;阳明温病,津液已伤,用增液承气汤;肠痈用大黄牡丹汤;吐血用三黄泻心汤。

(2)温下:脾虚寒积,见脐下硬结、大便不通、腹隐痛、四肢冷、脉沉迟;或阴寒内结,见腹胀水肿、大便不畅,皆可温下。常以温阳散寒的附子、干姜之类与泻药并用,如温脾汤、大黄附子汤;也有酌选巴豆以温逐寒积的,如备急丸。

(3)润下:热盛伤津,或病后津亏,或年老津涸,或产后血虚而便秘,或长期便结而无明显兼证者,均可润下。常选用清润滑肠的五仁汤、麻仁丸等。

(4)逐水:水饮停聚体内,或胸胁有水气,或腹肿胀满,或水饮内停且腑气不通,凡脉症俱实者,皆可逐水。常选十枣汤、舟车丸、甘遂通结汤等。

2.注意事项

(1)注意下之时机:使用下法,意在祛邪,既不宜迟,也不可过早,总以及时为要。只要表解里实,选用承气诸剂,釜底抽薪,顿挫邪势,常获良效。临床每见通便二三次后,高热递退,谵语即止,舌润津复。如邪虽陷里,尚未成实,过早攻下,则邪正相扰,易生变证。如伤寒表证未罢,病在阳也,下之则会转为结胸;或邪虽入里,而散漫于三阴经络之间,尚未结实,若攻下之,可成痞气。然而临床若拘于"下不厌迟"和"结粪方下"之说,以致邪气入里成实,医者仍失时不下,可使津液枯竭,攻补两难,甚则势难挽回。故吴又可在《温疫论》中强调指出:"大凡客邪贵乎早逐,乘人气血未乱,肌肉未消,津液未耗,患者不至危殆,投剂不至掣肘,愈后亦易平复……勿拘于下不厌迟之说。"他又说:"承气本为逐邪而设,非专为结粪而设也。必俟其粪结,血液为热所搏,变证迭起，是犹养虎遗患，医之咎也。”

(2)注意下之峻缓：使用下法逐邪，当度邪之轻重，察病之缓急，以定峻下缓下。如泻实热多用承气汤，但因热结之微甚而有所选择：大承气用于痞满燥实兼全者，小承气用于痞满燥而实轻者，调胃承气则用于燥实而痞满轻者。泻剂之剂量亦与峻缓有关。一般量多剂大常峻猛，量少剂小则缓和。此外，泻下之峻缓，尚与剂型有关，攻下之力，汤剂胜于丸散，如需峻下，反用丸剂，亦可误事；如欲缓下，则宜丸剂，如麻仁丸之用于脾约证等。

(3)注意分清虚实：实证当下，已如前述。虚人禁下，古籍早有明文，诸如阳气素微者不可下，下之则呃；患者平素胃弱，亦不可下，下之则易出变证。对这些虚人患病，又非下不可，则当酌选轻下之法，或选润导之法，或选和下之法；亦可采取先补而后攻，或暂攻而随后补。此皆辨虚人之下，下之得法之需也。

(四)消法

消法亦称“消导法”或“消散法”，即通过消导和散结，使积聚之实邪逐渐消散的治法。消法应用广泛，主要包括化食、磨积、豁痰、利水等几个方面。

1.应用要点

(1)化食：化食为狭义之消法，亦称“消食法”，即用消食化滞的方药以消导积滞，适用于因饮食不节、食滞肠胃而致纳差厌食、上腹胀闷、嗳腐呕吐、舌苔厚腻等症。一般多选保和丸、楂曲平胃散之类。如病情较重，腹痛泄泻，泻下不畅，苔厚黄腻，多属食滞兼有湿热，又宜选用枳实导滞丸之类，以消积导滞、清利湿热；脾虚而兼食滞者，则宜健脾消导，常用枳术丸之类。

(2)磨积：就气积之治疗而言，凡脾胃气滞，均宜行气和胃，如胃寒气滞，疼痛较甚者，用良附丸；如兼火郁，则用越鞠丸；肝郁气滞，宜行气疏肝，一般多用柴胡疏肝散；兼见血瘀刺痛者，加用丹参饮等。就血积之治疗而言，则须视血瘀之程度而酌选活血、行血及破血之法。

1)活血：是以调节寒热偏胜为主，辅以活血之品，以促进血液运行。如寒凝血瘀之痛经，用温经汤加减；温病热入营血兼有瘀滞，用清营汤加减等。

2)行血：是以活血为主，配以行气之品，以收通畅气血、宣痹止痛之效。如用失笑散治真心痛及胸胁痛。

3)破血：是以破血逐瘀为主，或与攻下药并用，以攻逐瘀血、蓄血及痞块，常用血府逐瘀汤、桃核承气汤、大黄䗪虫丸等。

(3)豁痰：由于肺为贮痰之器，故豁痰以治肺为主。而脾为生痰之源，故化痰常兼治脾。风寒犯肺，痰湿停滞，宜祛风化痰，如用止嗽散、杏苏散；痰热相结，壅滞于肺，又宜清热化痰，如用清气化痰丸；痰湿内滞，肺气上逆，则宜祛痰平喘，偏寒者用射干麻黄汤，兼热者用定喘汤；脾虚而水湿运化失权，聚而生痰，痰湿较显者，用二陈汤。

(4)利水：利水一法，既应区别水停之部位，又须辨明其性质。如水饮内蓄，其在中焦者，为渴为呕，为下利，为心腹痛，症状多端，一般可用茯苓、白术、半夏、吴茱萸等为主药。其在下焦者，虚冷则温而导之，如肾气丸；湿热则清而泄之，如八正散。水饮外溢者，必为浮肿，轻则淡渗利湿，重则从其虚实而施剂。阴水宜用温利之方，如实脾散；阳水宜用清利之剂，如疏凿饮子等。

2.注意事项

(1)注意辨清病位：由于病邪郁滞之部位有在脏、在腑、在气、在血、在经络等不同，消散之法亦应按其受病部位之不同而论治，用药亦须使其直达病所，则病处当之，收效较快，且不致诛伐无辜。

（2）注意辨清虚实：消法虽不及下法之猛烈，但总属攻邪之法，务须分清虚实，以免误治。如脾虚水肿，因土衰不能制水而起，非补土难以利水；真阳大亏，肾衰不能主水而肿，非温肾难消其肿。其他如脾虚失运而食滞者，气虚津停而酿痰者，肾虚水泛而饮停者，血枯乏源而经绝者，皆非消导所可行，如妄用或久用之，则常会导致变证的发生。

（五）补法

补法亦称"补益法"，即通过补益人体的阴阳气血，以消除各种不足证候，或扶正以祛邪，促使病证向愈的治法。

1.应用要点

补法的内容十分丰富，其临床应用甚为广泛，但究其大要，主要包括以下几个方面。

（1）补气：气虚为虚证中常见的证候，但有五脏偏重之不同，故补气亦有补心气、补肺气、补脾气、补肾气、补肝气等不同法则。尚需指出的是，因少火生气，血为气之母，故补气中应区别不同情况，配以助阳药和补血药，则收效更佳。

（2）补血：血虚临床亦甚常见，若出现头晕目眩、心悸怔忡、月经量少色淡、面唇指甲淡白失荣、舌淡脉细等症，当用补血之法，方如四物汤等。因气为血之帅，阳生阴长，故补血须不忘补气。

（3）补阴：阴虚亦为虚证中常见之证候，其表现也很复杂，故补阴之要点重在分清病位，方能药证相对，收效显著。如不分清阴虚之所在，用滋肝阴之一贯煎去补肺阴，用养胃阴之益胃汤去补肾阴，则缺乏针对性，势必影响效果。

（4）补阳：阳虚的临床表现，主要为畏寒肢冷、冷汗虚喘、腰膝酸软、腹泻水肿、舌胖而淡、脉沉而迟等症，当用补阳之法，常选右归丸治肾阳虚，理中汤治脾阳虚，桂枝甘草汤治心阳虚等，都要注重分清病位。

2.注意事项

（1）注意兼顾气血：气血皆是人体生命活动的物质基础，气为血之帅，血为气之母，关系极为密切，气虚可致血虚，血虚可致气虚。故治气虚常兼顾补血，如补中益气汤之配用当归；治血虚又常注重补气，如当归补血汤之重用黄芪。至于气血两亏者，自应气血双补。

（2）注意调补阴阳：阴和阳在整个病机变化过程中，可分不可离。一方虚损，常可导致对方的失衡。例如，肾阴虚久则累及肾阳，肾阳虚也可累及肾阴，常形成阴损及阳或阳损及阴的肾阴阳两虚。因此，不仅对肾阴阳两虚治以阴阳双补，而且对于单纯阴虚或阳虚之证，补益时也应顾及对方。所以张景岳在《景岳全书》中就强调："善补阳者，必于阴中求阳，则阳得阴助而生化无穷；善补阴者，必于阳中求阴，则阴得阳升而泉源不竭。"此说极为精当。

（3）注意分补五脏：每一脏腑的生理功能不同，其虚损亦各具特点，故《难经》提出了"五脏分补"之法。《景岳全书》也曾指出："用补之法，则脏有阴阳，药有宜否。宜阳者必先于气，宜阴者必先乎精……凡阳虚多寒者，宜补以甘温，而清润之品非所宜；阴虚多热者，宜补以甘凉，而辛燥之类不可用。"由于"肾为先天之本""脾为后天之本"，故补益脾肾二脏，素为医家所重，至于补脾补肾孰重孰轻，当视具体病情而各有侧重，不可偏废。

(4)注意补之峻缓：补有峻缓，应量证而定。凡阳气骤衰，真气暴脱，或血崩气脱，或津液枯竭，皆宜峻补，使用大剂重剂，以求速效。如正气已虚，但邪气尚未完全消除，宜用缓补之法，不求速效，积以时日，渐以收功。对于病虽属虚，而用补法有所顾忌者，如欲补气而于血有虑，欲补血又恐其碍气，欲补上而于下有碍，欲补下而于上有损，或其症似虚非虚，似实非实，则可择甘润之品，用平补之法较为妥当。此外，对于虚不受补者，如拟用补，更当以平补为宜。

(5)注意不可妄补：虚证当补，无可非议。但因药性皆偏，益于此必损于彼。大凡有益于阳虚者，必不利于阴；有益于阴虚者，必不利于阳。同时无毒之药，性虽和平，久用多用则亦每气有偏胜。由此可知，无虚之证，妄加以补，不仅无益，反而有害。此外，若逢迎病家畏攻喜补之心理而滥施补剂，则为害尤甚。

(六)温法

温法亦称“温阳法”，即通过扶助人体阳气以温里祛寒、回阳，从而消除里寒证的治法，主要包括温里散寒、温经散寒和回阳救逆三个方面。

1.应用要点

(1)温里散寒：由于寒邪直中脏腑，或阳虚内寒，症见身寒肢凉、脘腹冷痛、呕吐泄泻、舌淡苔润、脉沉迟弱等，宜温中散寒，常选用理中汤、吴茱萸汤之类。若见腰痛水肿、夜尿频频等症，则属脾肾虚寒，阳不化水，水湿泛滥，又宜酌选真武汤、济生肾气丸等，以温肾祛寒，温阳利水。

(2)温经散寒：由于寒邪凝滞于经络，血脉不畅，症见四肢冷痛、肤色紫暗、面青舌瘀、脉细而涩等，法当温经散寒，养血通脉，常选用当归四逆汤等。如寒湿浸淫，四肢拘急，发为痛痹，亦宜温散，常用乌头汤。

(3)回阳救逆：由阳虚内寒可进而导致阳气虚脱，症见四肢厥逆、畏寒蜷卧、下利清谷、冷汗淋漓、气短难续、口鼻气冷、面色青灰、苔黑而润、脉微欲绝等，急宜回阳救逆，并辅以益气固脱，常酌选四逆汤、参附汤、回阳救急汤等。

2.注意事项

(1)注意辨识假象：使用温法，必须针对寒证，勿为假象所惑，对真热假寒，需仔细辨明，以免误用温法。如伤寒化燥，邪热传里，见口咽干、便闭谵语，以及发黄狂乱、衄血便血诸症，均不可温。若病热已深，厥逆渐进，舌则干枯，反不知渴；又或夹热下利，神昏气弱；或脉来涩滞，反不应指；或面似烟熏，形如槁木，近之无声，望之似脱；甚至血液衰耗，筋脉拘挛，但唇齿舌干燥而不可解者。凡此均属真热假寒之候，均不宜温。若妄投热剂，必致贻误，使病势逆变。

(2)注意掌握缓急：寒证较重，温之应峻；寒证轻浅，温之宜缓。由于温热之药，性皆燥烈，因而临床常见温之太过，寒证虽退，但因耗血伤津，反致燥热之证。因此，如非急救回阳，宜少用峻剂重剂。寒而不虚，当专用温；若寒而且虚，则宜用甘温，取其补虚缓寒。而兼痰、兼食、兼滞者，均宜兼而治之。故温法之运用，应因证、因人、因时，方能全面照顾。

(七)和法

和法亦称“和解法”，即通过和解表里的方药，以解除半表半里证的一种治法。和法的内容丰富，应用广泛，究其大要，对外感疾病用于和解表里，对内伤杂病则主要用于调和肝脾、调和胆胃以及调和胃肠等方面。

1.应用要点

(1)和解表里:外感半表半里之证,邪正分争,症见往来寒热、胸胁苦满、心烦喜呕、口苦咽干、苔薄脉弦等,法当和解表里,以扶正祛邪、清里达表的小柴胡汤为代表。

(2)调和肝脾:情志抑郁,肝脾失调,症见两胁作痛、寒热往来、头痛目眩、口燥咽干、神疲食少、月经不调、乳房作胀、脉弦而细者,宜选逍遥散疏肝解郁、健脾和中。传经热邪,阳气内郁,而致手足厥逆;或脘腹疼痛,或泻痢下重者,又宜用四逆散疏肝理脾,和解表里。如胁肋疼痛较显,用柴胡疏肝散较佳。若因肝木乘脾,症见肠鸣腹痛、痛则泄泻、脉弦而缓者,宜泻肝补脾,用痛泻要方之类。

(3)调和胆胃:胆气犯胃,胃失和降,症见胸胁胀满、恶心呕吐、心下痞满、时或发热、心烦少寐,或寒热如疟、寒轻热重、胸胁胀痛、口苦吐酸、舌红苔白、脉弦而数者,法当调和胆胃,以蒿芩清胆汤为代表方。

(4)调和胃肠:邪在胃肠,寒热失调、腹痛欲呕、心下痞硬等症,治宜寒温并用、调和胃肠,常以干姜、黄芩、黄连、半夏等为主组方。胃气不调,心下痞硬,但满不痛,或干呕,或呕吐、肠鸣下利者,宜用半夏泻心汤,以和胃降逆,开结除痞。伤寒胸中有热,胃中有寒,升降失常,腹中痛,欲呕吐者,又宜用黄连汤,以平调寒热,和胃降逆。

2.注意事项

(1)辨清偏表偏里:邪入少阳,病在半表半里,固当用小柴胡汤以和解之,但有偏表偏里及偏寒偏热之不同,又宜适当增损,变通用之。一般而论,寒邪外袭,在表为寒,在里为热,在半表半里,则为寒热交界之所,故偏于表者则寒多,偏于里者则热多,用药须与之相称。

(2)兼顾偏虚偏实:邪不盛而正渐虚者,宜用和法解之,但有偏于邪盛或偏于正虚之不同,治宜适当变通用之。如小柴胡汤用人参,所以补正气,使正气旺,则邪无所容,自然得汗而解;但亦有表邪失汗,腠理闭塞,邪无出路,由此而传入少阳,热气渐盛,此非正气之虚,故有不用人参而和解自愈者,是病有虚实不同,则法有所变通。仲景有小柴胡汤之加减法,对出现口渴者,去半夏,加人参、瓜蒌根;若不渴而外有微热者,去人参,加桂枝,即是以渴不渴分辨是否伤津,从而增减药物,变通之用法。

(3)不可滥用和法:由于和法适应证广,用之得当,疗效甚佳,且性平和,药势平稳,常为医者所采用,但又不可滥用。如邪已入里,燥渴、谵语诸症丛生,而仅以柴胡汤主之,则病不解;温病在表,未入少阳,误用柴胡汤,则变证迭生。此外,内伤劳倦,气虚血虚,痈肿瘀血诸证,皆可出现寒热往来,似疟非疟,均非柴胡汤所能去之。但柴胡汤也并非不可用于内伤杂病,若能适当化裁,斟酌用之,也常能收到良效。这些审证加减,则又不属滥用和法之例。

(八)吐法

吐法是通过使患者呕吐而排除留着于咽喉、胸膈、胃脘的痰涎、宿食和毒物等有形实邪,以达到治疗目的的治法,主要包括峻吐法、缓吐法与外探法三种。

1.应用要点

(1)峻吐法:用于体壮邪实,痰食留在胸膈、咽喉之间的病证。如症见胸中痞硬、心中烦躁或懊侬、气上冲咽喉不得息、寸脉浮且按之紧者,是痰涎壅胸中,或宿食停于上脘之证,宜涌吐痰食,用瓜蒂散之类。如浊痰壅塞胸中的癫痫,以及误食毒物尚在胃脘者,宜涌吐风痰,用三圣散之类。如中风闭证，痰涎壅塞，内窍闭阻，人事不省，不能言语，或喉痹紧急，宜斩关开闭，用救急稀涎散之类。峻吐法是适用于实证的吐法，如属中风脱证者则忌之。

(2)缓吐法：用于虚证催吐。虚证本无吐法，但痰涎壅塞非吐难以祛逐，只有用缓和的吐法，邪正兼顾以吐之，以参芦饮为代表方。

(3)外探法：以鹅翎或指探喉以催吐，或助吐势；用于开提肺气而通癃闭，或助催吐方药迅速达到致吐目的。

2.注意事项

(1)注意吐法宜忌：吐法用于急剧之证，收效固然迅速，但易伤胃气，故虚人、妊娠、产后一般不宜使用，如定须催吐才能除病，可选用外探法、缓吐法。

(2)注意吐后调养：催吐之后，要注意调理胃气，糜粥自养，不可恣进油腻煎炸等不易消化食物，以免更伤胃气。

第五节　中药疗法

一、中药的性能

中药的性能又称为“药性”，是对中药各种性质和功能的一种概括，主要包括四气、五味、归经、升降浮沉、毒性等。药性理论是以阴阳、脏腑、经络学说为基础，根据药物的各种性质及所表现出来的治疗作用总结出来的用药规律，是中药学理论的核心和指导临床用药的纲领。

(一)四气五味

四气五味是中药药性基本理论之一。气与味从不同层面描述了中药的基本性质和特征，对于认识中药的共性和个性，以及指导临床运用都有实际意义。

1.四气

四气即寒、热、温、凉四种药性，也称“四性”。药性的寒热温凉属性是根据药物作用于人体所产生的不同反应和不同疗效而归纳、总结出来的。寒与凉、温与热只是程度上的不同，并无本质上的区别，简约而言，可以归纳为寒凉与温热两类。寒凉药多具有清热、泻火、解毒作用，寒凉属阴，主要适用于热性病证；温热药多具有温里、散寒、助阳等作用，温热属阳，主要适用于寒性病证。此外，尚有一些药物寒热之性不太明显，其药性平和，介于温与凉之间，称为平性。平性只是相对的属性，该类药物仍有偏温、偏凉的区别，因此，习惯上仍称为四气。

2.五味

五味是指药物具有辛、甘、酸、苦、咸五种不同的味道。五味不仅是药物味道的反映，更重要的是对药物作用的概括。临床实践证明，药物的味与功效有着一定的内在联系，味同的药物，其作用也有相近或相同之处。一般来说，五味的作用有以下方面。

(1)辛味：具有发散、行气、行血的作用。凡解表、活血、理气等类药物多具有辛味，如生姜、薄荷能发散表邪，橘皮、木香能行气健脾，当归、川芎能行血祛瘀等。

(2)甘味：具有补益、和中、缓急的作用。凡补虚药多具有甘味，如人参、黄芪能补虚，饴糖、甘草能和中、缓急等。

(3)酸味：具有收敛、固涩的作用。凡止汗、止泻、止带药多具有酸味，如山茱萸、五味子能涩精敛汗，五倍子能涩肠止泻等。

(4)苦味：具有燥湿和清泻的作用。凡祛湿、清热、泻火药多具有苦味，如黄连、黄柏能燥湿而泻火，大黄能泻下通便等。

(5)咸味：具有软坚、润下的作用。如昆布、海藻能软坚化痰治痰核、瘰疬，芒硝可润燥软坚泻下等。

此外，还有"淡味"和"涩味"。淡味能渗、能利，有渗湿利水作用，多用于治疗水肿、小便不利等证，如猪苓、茯苓、薏苡仁、通草等。涩味与酸味作用相似，大多具有收敛固涩作用，常用于久泄、遗精等证，如海螵蛸、芡实等。

(二)升降沉浮

升降浮沉是指药物在体内不同的作用趋向，它是与疾病所表现出的趋势相对而言的。升有上升、升提之意；降有下降、降逆之意；浮有轻浮、发散之意；沉有沉降、下行之意。一般而言，升降浮沉与药物的气味厚薄、质地轻重有关。凡味属辛、甘、淡，气属温热，质地为花、叶、皮、枝的药物，大多具升浮之性；凡味属苦、酸、咸，气属寒、凉，质地为种子、果实、矿物、贝壳的药物，多具沉降之性。炮制与配伍也可以改变药物的升降浮沉，如酒炒则升，姜炒则散，醋炒则收敛，盐炒则下行等。凡升浮的药物，都能上行、向外，具有发汗、祛风、透疹、催吐、升阳、止泻等作用，多用于治疗病势下陷或病位在表之证；沉降的药物，都能下行、向里，具有清热、泻下、利水、收敛、平喘、止呕、重镇、消导等作用，多用于治疗病势上逆或病位在里之证。

(三)归经

归经是指药物对机体某部位的选择性作用，即对某些脏腑、经络的病变产生明显作用，而对其他脏腑、经络的作用较小或没有作用。归经是对药效作用部位的说明，药物归经不同，治疗作用也就不同。掌握药物的归经，可以使临床用药更具有针对性。如对咳嗽、胸痛、咽喉肿痛等肺经病变，可选择桔梗、杏仁等归肺经的药物；对胁肋胀痛、乳房胀痛、疝痛等肝经病变，又可选择柴胡、青皮等归肝经的药物。

四气五味说明了药物的寒热属性和治疗作用，升降浮沉则体现了药物的作用趋向，而归经理论反映的是药物作用部位与病变所在脏腑、经络之间的联系。总之，四气五味、归经与升降浮沉同属中药的药性，它们是相互联系的，只有把三者有机地结合起来，全面掌握药物的性能，才能准确熟练地运用中药，不断提高临床疗效。

二、中药的应用

中药的应用，包括药物的配伍、禁忌、剂量和用法等内容。掌握这些知识，对指导临床正确用药和提高药物疗效有着十分重要的意义。

(一)配伍

根据病情的需要和药物的性能，有选择地将两种以上的药物配合在一起使用，叫作配伍。它是组成方剂的基础。历代医家在长期的用药实践中，把单味药的应用和药物间的配伍关系概括为“七情”。

(1)单行:只用一味针对性比较强的药物治疗疾病。如用一味人参治疗气虚欲脱证。

(2)相须:即性能功效相类似的药物配合应用,可以增强其原有的疗效。如大黄与芒硝配合,能明显增强泻下通便的治疗效果;人参与炙甘草同用,可增强补中益气作用。

(3)相使:即在性能功效方面有某种共性的药物配合应用,一药为主,另一药为辅,辅药能提高主药的疗效。如黄芪与茯苓同用,可提高黄芪补气利水的作用;辛热的吴茱萸配苦寒的黄连,可增强止呕、制酸、止胃痛的作用。

(4)相畏:指一种药物的毒性或不良反应能被另一种药物减轻或消除。如生半夏和生南星的毒性可被生姜减弱或消除,故称生半夏和生南星畏生姜。

(5)相杀:一种药物能减轻或消除另一种药物的毒性或不良反应。如绿豆可杀巴豆毒;生姜可杀生半夏和生南星的毒。实际上相畏、相杀是同一种配伍关系的两种表述方法。

(6)相恶:指两种药物合用后,一种药物能使另一种药物的功效降低或丧失。如古代文献有人参恶莱菔子的说法,即莱菔子能削弱人参的补气作用。

(7)相反:指两种药物配合使用后,能产生或增强毒性或不良反应。如“十八反”中的甘草反甘遂、藜芦反细辛。

总之,上述七情配伍除单行外,相须、相使可以提高药物疗效,是临床常用的配伍方法;相畏、相杀可以减轻或消除毒副作用;相恶、相反则是药物配伍应用的禁忌。

(二)禁忌

在中药用药禁忌中,主要有配伍禁忌、妊娠禁忌、服药禁忌。

1.配伍禁忌

在药物配伍中,有些药物应该避免联合应用。相反、相恶的药物均属配伍禁忌的范畴。历代学者对相反、相恶药物的认识不尽一致,近年来文献报告的资料也不尽相同。目前比较公认和遵循的中药配伍禁忌主要是金元时期所总结、归纳的“十八反”和“十九畏”。

十八反:乌头反贝母、瓜蒌、半夏、白及、白蔹;甘草反甘遂、大戟、海藻、芫花;藜芦反人参、丹参、玄参、沙参、细辛、芍药。

十九畏:硫黄畏朴硝,水银畏砒霜,狼毒畏密陀僧,巴豆畏牵牛子,丁香畏郁金,川乌、草乌畏犀角,牙硝畏三棱,官桂畏赤石脂,人参畏五灵脂。

2.妊娠用药禁忌

妊娠用药禁忌指妇女妊娠期除中止妊娠及引产外,禁忌使用的药物。根据药物对胎儿损害程度将其分为禁用与慎用两类。禁用类多属剧毒药或药性峻猛之品,及堕胎作用较强的药,如雄黄、水银、砒霜、轻粉、斑蝥、马钱子、蟾蜍、川乌、草乌、巴豆、甘遂、大戟、芫花、牵牛、麝香、水蛭、虻虫、三棱、莪术等;慎用药则主要是活血祛瘀、行气破滞、攻下导积、辛热滑利之品,如牛膝、川芎、红花、桃仁、枳实、大黄、附子、肉桂等。禁用药是绝对不能使用的,而慎用药可以根据病情的需要,斟酌应用,但应注意辨证准确,掌握好剂量与疗程及炮制与配伍,如无特殊需要,应尽量避免使用。

3.服药禁忌

服药禁忌指服药期间对某些食物的禁忌,又称“忌口”。一般在服药期间,应忌食生冷、油腻、煎炸类食物。对高热患者忌油腻；寒性病不宜食用生冷；胸痹者忌食肥甘厚味；疮疡及皮肤病患者忌食腥膻食物及辛辣刺激性食品等。

（三）剂量和用法

1.剂量

中药的剂量是指临床应用时的分量。它包括每味中药的一日用量和方剂中各药间的比例。常用的中药计量单位有：斤、两、钱、分、厘、克、毫克。以往采用 16 进位旧制，即 1 斤＝16 两＝160 钱，目前全国已经统一用克(g)表示，1 钱≈3 g。此外，有些中药还用计数单位表示，常用的有片、条、个、枚、只、对等。

中药多是原生药，一般药性比较平和，安全范围较大，但对某些药性猛烈和有剧毒的药物，用量必须严格掌握控制。影响药物用量的主要因素有以下几点。

(1)病情、体质、年龄：对病情急重或病情顽固的患者，用药量宜重；对轻症、慢性病患者，用药量宜轻；患者平素壮实，用药量宜重；老、幼、胎、产或久病体虚者，用药量宜轻。小儿用药量一般遵循：6～10 岁的儿童用成人量的 1/2，5 岁以下的儿童用成人量的 1/4。

(2)药物性质：质重而性味淡薄的，可用较大剂量；质轻而性味浓厚的，可用较小剂量；毒性大、性质峻猛的药物，用量宜小。一般药物中，如金石、贝壳类，用量宜大；植物的花、叶及气味芳香之类，用量宜轻；根、果实等厚味滋腻的药物，用量宜稍重。

(3)药物的配伍：单方用量比复方用量要重。复方中，主药用量要比辅药重。入汤剂要比入丸、散剂重 1 倍以上。

除剧毒药、峻猛药、提取精制药及某些贵重药外，一般中药干品常用内服剂量为 5～10 g，部分常用药较大剂量为 15～30 g，新鲜药物常用量为 30～60 g。

2.用法

本节所介绍的中药用法，主要指常用汤剂的煎法和服法。

(1)煎药法：煎药的容器宜用砂锅或瓦罐，不锈钢次之，忌用铜、铁器具。煎药前先用冷水将药浸泡 1 h，用水量以淹没药物为度。每剂一般煎 2 次，头煎煮沸 30 min，二煎煮沸 20 min，滋补药可煎 3 次，每次煎成药汁约 250 mL。有特殊煎煮要求的药物，需在处方上加以注明，如先煎、后下、单煎、包煎、烊化、冲服等。

先煎：适用于矿物、介壳、化石等质地坚硬、有效成分不易煎出的药物。应将其打碎先煎，煮沸十几分钟后再下他药。如石膏、石决明、鳖甲等。此外，附子、乌头等有毒药物亦宜先煎以降低毒性。

后下：适用于含挥发油的芳香类或久煎后有效成分易于破坏的药物，在其他药物将要煎好时再放入，如薄荷、砂仁、钩藤、生大黄等。

单煎：适用于贵重药材，以免共煎时有效成分被其他药物吸附。采用单独煎煮，取汁饮服，如人参等。

包煎：适用于细小的种子或使药液浑浊影响过滤的药材，或有茸毛对咽喉有刺激的药材。可用纱布将其包好入煎剂，如车前子、赤石脂、飞滑石、旋覆花等。

烊化：适用于胶质、黏性而又易于溶解的药物，以免共煎时黏锅煮焦或黏附他药。可将其置于已煎好去渣的药液或开水中搅拌或微煮，使其溶化后服用，如阿胶、饴糖等。

煎药火候随药物的性质而定。气味芳香者宜用“武火”(大火)迅速煮沸,数分钟即可;若煎煮过久,会使挥发性有效成分散失而减低疗效。质地滋腻的补药宜用“文火”(小火)久煎,以使有效成分充分煎出。

(2)服药法:汤剂一般宜温服,每日一剂,分两次服。病情急重者,可一日两剂,或一日三剂,连续给药。止吐药宜少量多次频服。昏迷或牙关紧闭者,可用鼻饲。发汗药以见汗为度,泻下药以见泻即止,不可汗下太过,以免损伤正气。

服药时间可根据病情和药性而定。一般来说,补益药宜在餐前服;对胃肠有刺激的药,宜饭后服;驱虫药宜空腹服;安神药宜睡前 0.5 h 服;截疟药宜在发作前 2 h 服;其他药物宜在饭后服用。急性病服药时间不受此限制,可视病情而定。

第二章　内科常见病证

第一节　咳嗽

咳嗽是由六淫侵袭肺系，或脏腑功能失调，致肺气上逆而致，为肺系疾病的主要症状之一，又是具有独立性的一种证候。

一、病因病机

（一）外感

风、寒、暑、湿、燥、火六淫之邪，在肺卫功能失调情况下，从口鼻或皮毛而入，使肺失宣肃，肺气上逆而咳嗽。六淫皆能致咳，但多随风邪侵袭人体，故外感咳嗽以风为先导，或挟寒，或挟热，或挟燥，其中以挟寒挟热者较为常见。

（二）内伤

脏腑功能失调，影响及肺。可因情志所伤，肝失条达，气郁化火，上犯于肺；或因饮食失调，脾失健运，痰湿内生，上阻于肺；或肾阴下亏，虚火上炎，灼伤肺阴，均可使肺失肃降，肺气上逆而引起咳嗽。若肺脏自身气阴不足，宣降无权，也可导致气逆而咳。

二、辨证论治

咳嗽的辨证，首当辨明外感、内伤，分清虚实寒热。外感咳嗽，多为新病，起病急，病程短，初期多兼有寒热、头痛、鼻塞等表证，属于邪实。内伤咳嗽，多是宿病，常反复发作，病程长，常兼他脏病症，多属邪实正虚。

治疗原则：宣降肺气，化痰止咳。

（一）外感咳嗽

1.风寒袭肺

（1）证候：咳嗽声重，咳痰稀薄色白，常伴有鼻塞、流清涕、肢体酸痛、寒热无汗等表证，舌苔薄白，脉浮或浮紧。

（2）治法：祛风散寒，宣肺止咳。

（3）方药：三拗汤合止嗽散加减。前方用麻黄、杏仁、甘草宣肺散寒。后方以荆芥疏风散寒解表；桔梗、甘草利咽止咳；紫菀、百部、陈皮理气化痰止咳。痰白量多，胸脘作闷，苔白厚腻者，是素有痰湿,可加厚朴、苍术、半夏、茯苓燥湿化痰。

2.风热犯肺

(1)证候:咳嗽阵作,咽痒,痰黏稠或黄稠,咳痰不爽,口干咽痛,常伴发热、汗出恶风、头痛、鼻流浊涕等表证,舌苔薄黄,脉浮数。

(2)治法:疏风清热,宣肺止咳。

(3)方药:桑菊饮加减。方中桑叶、菊花宣透风热;杏仁、桔梗化痰止咳,利咽清解;连翘、芦根清热生津。若肺热内盛加黄芩、知母、生石膏清肺泄热;咳嗽甚者加前胡、枇杷叶、浙贝母清宣肺气,化痰止咳;咽痛、声哑者加射干、牛蒡子清热利咽;口渴者加天花粉、沙参、玄参清热生津。

3.风燥伤肺

(1)证候:干咳,无痰或痰少,连声作呛,咽干痛,喉痒,口、唇、鼻干燥,初起或伴鼻塞、恶寒发热等表证,舌质红,苔薄黄而干,脉浮数。

(2)治法:疏风清热,润燥止咳。

(3)方药:桑杏汤加减。方中桑叶、豆豉疏风解表,清宣燥热;杏仁、川贝母化痰止咳;沙参、梨皮、山栀清热润燥生津。津伤甚加麦冬、玉竹滋养肺阴;痰中夹血丝加白茅根、侧柏叶、生地、丹皮清热凉血止血。若系凉燥犯肺,乃燥证与风寒表证并见,治当疏风散寒,润肺止咳,方用杏苏散加减治疗。

(二)内伤咳嗽

1.痰湿蕴肺

(1)证候:咳嗽痰多,胸闷,晨起咳甚,痰白量多,易咳出,痰出则咳缓,伴体倦,纳差,呕恶,便溏,舌苔白腻,脉濡滑。

(2)治法:健脾燥湿,化痰止咳。

(3)方药:二陈汤加减。方中半夏燥湿化痰;陈皮理气,使气顺痰降;茯苓健脾利湿,以绝生痰之源;炙甘草补益中气。痰湿较重、胸脘痞闷者加枳壳、厚朴以增燥湿化痰、行气宽中之功;痰白多沫、畏寒者加干姜、细辛温肺化痰。

2.肝火犯肺

(1)证候:气逆作咳,咳则胸胁引痛,面赤,咽干,痰少质黏,急躁,口苦,舌苔薄黄,脉弦数。

(2)治法:清肝泻肺止咳。

(3)方药:泻白散合黛蛤散加减。方中桑白皮、地骨皮泻肺清热止咳;青黛、海蛤壳清肝化痰;粳米、甘草和中养胃。二方合用,使肝火清泻,肺气肃降,咳逆自平。胸闷者加枳壳、旋覆花利肺降逆;咳嗽频作,痰黏难出者加山栀、黄芩、浙贝母、海浮石清热化痰;火郁伤津,口干舌燥,咳嗽日久不减者加沙参、玄参、天花粉、知母、五味子养阴生津敛肺。

3.肺气虚弱

(1)证候:咳嗽声低无力,痰多清稀,气短乏力,自汗恶风,易感冒,舌淡苔白,脉缓。

(2)治法:补益肺气,化痰止咳。

(3)方药:玉屏风散合二陈汤加减。方中黄芪益气补肺;白术健脾以资化源;防风固表利肺;陈皮、茯苓、甘草燥湿健脾,化痰止咳。纳少者加山楂、麦芽、神曲和胃消食;自汗出者加党参、五味子益气敛阴;咳嗽日久不愈者加紫菀、款冬花、诃子敛肺止咳。

4.肺阴亏虚

(1)证候：干咳，无痰或痰少，咽干舌燥，或午后潮热，盗汗，手足心热，形瘦神疲，舌红少苔，脉细数。

(2)治法：养阴润肺，化痰止咳。

(3)方药：沙参麦冬汤加减。方中沙参、麦冬、花粉、玉竹滋养肺阴；桑叶清宣肺热；扁豆、甘草健脾和中。若咳嗽重加百部、紫菀润肺止咳；午后潮热加地骨皮、银柴胡、鳖甲清退虚热；盗汗加五味子、浮小麦收敛止汗；咳吐黄痰者加知母、黄芩清热化痰。

三、针灸治疗

(一)风寒咳嗽

取穴肺俞、合谷、列缺、风池，毫针刺，用泻法。

(二)风热咳嗽

取穴大椎、肺俞、合谷、尺泽、少商，毫针刺，用泻法。

(三)痰湿蕴肺

取穴肺俞、丰隆、合谷、足三里、内关，毫针刺，用补法，或加灸。

四、护理与预防

室内空气要保持新鲜，戒烟酒，饮食不宜甘肥、辛辣及过咸。痰涎壅盛者要注意排痰，使呼吸道保持通畅。注意气候变化，预防感冒，锻炼身体，增强体质，提高抗病能力。

第二节 喘证

喘证以呼吸困难，甚则张口抬肩、鼻翼煽动、难以平卧为特征，多由邪壅肺气、宣降不利或肺气出纳失常所致。

一、病因病机

(一)外邪犯肺

外感风寒、风热之邪，或肺素有痰饮，复感外邪，卫表闭塞，肺气壅滞，宣降失常，肺气上逆而喘。

(二)痰浊内蕴

恣食肥甘油腻，过食生冷或嗜酒伤中，脾失健运，湿浊内生，聚湿成痰，上渍于肺，阻遏气道，肃降失常，气逆而喘。

(三)久病劳欲

久病肺虚，劳欲伤肾，肺肾亏损，气失所主，肾不纳气，肺气上逆而喘。

二、辨证论治

喘证的辨证，重在辨虚实寒热。实喘一般起病急，病程短，呼吸深长有余，气粗声高，脉有力；虚喘多起病缓慢，病程长，呼吸短促难续，气怯声低，脉无力；热喘胸高气粗，痰黄黏稠难咳，面赤烦躁，唇青鼻煽，舌红、苔黄腻，脉数；寒喘面白唇青，痰涎清稀，舌苔白，脉迟。

治疗原则：实证祛邪降逆平喘，虚证培补摄纳平喘。

（一）实喘

1.风寒束肺

（1）证候：咳喘胸闷，痰稀色白，初起多兼恶寒发热、头痛无汗、身痛等表证，舌苔薄白，脉浮紧。

（2）治法：祛风散寒，宣肺平喘。

（3）方药：麻黄汤加减。方中麻黄、桂枝辛温发汗，散寒解表，宣肺平喘；杏仁、甘草降气化痰。若表寒不重，可去桂枝，即为宣肺平喘之三拗汤；痰白清稀量多起沫加细辛、生姜温肺化痰；痰多胸闷甚者加半夏、陈皮、白芥子理气化痰。

2.风热袭肺

（1）证候：喘促气粗，痰黄而黏稠，身热烦躁，口干渴，汗出恶风，舌质红，苔薄黄，脉浮数。

（2）治法：祛风清热，宣肺平喘。

（3）方药：麻杏石甘汤加减。方中麻黄、石膏相使为用，疏风清热，宣肺平喘；杏仁、甘草化痰利气。痰多黏稠、烦闷者加黄芩、桑白皮、知母、瓜蒌皮、鱼腥草，以增强清热泻肺化痰之力；大便秘结者加大黄、枳实泻热通便；喘甚者加葶苈子、白果化痰平喘。

3.痰浊壅肺

（1）证候：喘咳痰多，胸闷，呕恶，纳呆，口黏不渴，舌淡胖有齿痕，苔白厚腻，脉缓滑。

（2）治法：燥湿化痰，降逆平喘。

（3）方药：二陈汤合三子养亲汤加减。方中陈皮、半夏、茯苓、甘草燥湿化痰，理气和中；莱菔子、苏子、白芥子化痰降逆平喘。二方合用，效专力宏。若痰涌、便秘、喘不能卧，加葶苈子、大黄涤痰通便。

（二）虚喘

1.肺气虚

（1）证候：喘促气短，咳声低弱，神疲乏力，自汗畏风，痰清稀，舌淡苔白，脉缓无力。

（2）治法：补肺益气定喘。

（3）方药：补肺汤合玉屏风散加减。方中人参、黄芪补益肺气；白术、甘草健脾补中助肺；五味子、紫菀、桑白皮化痰止咳，敛肺定喘；防风助黄芪益气护表。兼见痰少质黏，口干，舌红少津，脉细数者，为气阴两虚；治宜益气养阴，敛肺定喘；方用生脉散加沙参、玉竹、川贝母、桑白皮、百合养阴益气滋肺。

2.肾气虚

（1）证候：喘促日久，气不得续，动则尤甚，甚则张口抬肩，腰膝酸软，舌淡苔白，脉沉弱。

（2）治法：补肾纳气平喘。

(3)方药:七味都气丸合参蛤散加减。方中熟地、山茱萸、山药、丹皮、泽泻、茯苓、五味子补肾纳气;人参大补元气;蛤蚧肺肾两补,纳气平喘。

3.喘脱

(1)证候:喘逆加剧,张口抬肩,鼻煽气促,不能平卧,心悸,烦躁不安,面青唇紫,汗出如珠,手足逆冷,舌淡苔白,脉浮大无根。

(2)治法:扶阳固脱,镇摄纳气。

(3)方药:参附汤送服黑锡丹。方中人参、附子回阳固脱,救逆;黑锡丹降气定喘。

三、针灸治疗

(一)实喘

取穴尺泽、列缺、天突、大柱,针刺,用泻法。

(二)虚喘

取穴鱼际、定喘、肺俞,针刺,用补法,可灸。

第三节 血证

血证是因热伤血络、气不摄血或瘀血阻络等致血液不循经脉运行,溢于脉外,以口鼻诸窍、前后二阴出血,或肌肤紫斑为主要临床特征的一类病证。血证根据出血部位的不同而有相应的名称:血从齿龈、舌、鼻、眼、耳、肌肤而出者分别称齿衄、舌衄、鼻衄、眼衄、耳衄、肌衄(或紫斑、葡萄疫),统称为衄血;血从肺或气管而来,随咳嗽从口而出者为咳血;血从胃或食管而来,从口中吐出者为吐血或呕血;血从肛门而下者为便血;血从尿道出者为尿血或溲血、溺血;如口、鼻、眼、耳、皮肤出血和咳血、呕血、便血、尿血并现者,为大衄。

早在《黄帝内经》即对血溢、血泄、衄血、咳血、呕血、溺血、溲血、便血等出血病证有了记载,对引起出血的原因及部分出血病证的预后有所论述,如《灵枢·百病始生》曰:"卒然多食饮,则肠满,起居不节,用力过度则络脉伤。阳络伤则血外溢,血外溢则衄血,阴络伤则血内溢,血内溢则后血。"《素问·大奇论》曰:"脉至而搏,血衄身热者死。"《金匮要略·惊悸吐衄下血胸满瘀血病脉证治》记载了泻心汤、柏叶汤、黄土汤等治疗吐血、便血的方剂,至今仍在沿用。隋代《诸病源候论·血病诸候》对各种血证的病因病机有较详细的论述,《千金方》则收载了一些较好的治疗血证的方剂,如犀角地黄汤至今仍被广泛应用。宋代《济生方》认为血证的病因有"大虚损,或饮酒过度,或强食过饱,或饮啖辛热,或忧思恚怒"等,病机上强调"血之妄行也,未有不因热之所发"。《素问玄机原病式》也认为失血主要由热盛所致。金元时期朱丹溪在《平治荟萃·血虚阴难成易亏论》中强调阴虚火旺是导致出血的重要原因。明代《医学正传·血证》率先将各种出血归纳为"血证"。《先醒斋医学广笔记·吐血》则提出了治吐血三要法,即"宜行血不宜止血""宜补肝不宜伐肝""宜降气不宜降火",一直为后代医家所推崇。《景岳全书·血证》对血证进行了较系统的归纳,提纲挈领地将出血的病机概括为"火盛"及"气伤"两个方面,对临证辨别血证的病因病机有一定的指导意义。清代唐容川《血证论·吐血》在论及血证的治疗时则提出:"惟以止血为第一要法;血止之后,其离经而未吐出者,是为瘀血……故以消瘀为第二法;止吐消瘀之后,又恐血再潮动,则需用药安之,故以宁血为第三法……去血既多,阴无有不虚者矣……故又以补虚为收功之法。四者乃通治血证之大纲。"止血、消瘀、宁血、补虚四法,目前仍对血证的论治具有指导意义。

一、病因病机

外感六淫、酒食不节、情志过极、劳倦过度以及热病或久病之后等均可引起血液不循经脉运行,溢于脉外而导致血证的发生。

(一)外感六淫

外感风热燥邪,热伤肺络,迫血上溢而致咳血、鼻衄;湿热之邪,侵及肠道,络伤血溢,从下而泻可致便血;热邪留滞下焦,损伤尿道,络脉受损,导致尿血。正如《临证指南医案·吐血》中指出:"若夫外因起见,阳邪为多,盖犯是证者,阴分先虚,易受天之风热燥火也。"

(二)酒食不节

饮酒过多或过食辛辣,一则湿热蕴积,损伤胃肠,熏灼血络,化火动血,则衄血、吐血、便血,所以《临证指南医案·吐血》曰"酒热戕胃之类,皆能助火动血";二则酒食不节,损伤脾胃,脾虚失摄,统血无权,血溢脉外。

(三)情志过极

七情所伤,五志化火,火热内燔,迫血妄行而致出血。如肝气郁滞,日久化火,木火刑金,损伤肺窍及肺之络脉可致鼻衄和咳血。郁怒伤肝,肝火偏亢,横逆犯胃,胃络受伤,以致吐血。

(四)劳倦过度

心主神明,神劳伤心;脾主肌肉,身劳伤脾;肾主藏精,房劳伤肾。劳倦过度,可致心、脾、肾之气阴损伤。气虚失摄,或阴虚火旺,迫血妄行均可致血溢脉外而致衄血、吐血、便血、尿血、紫斑。

(五)久病热病

久病或热病之后,一则可使阴津耗伤,阴虚火旺,火迫血行而致出血;二则由于正气损伤,气虚失摄,血溢脉外而致出血;三则久病入络,瘀血阻滞,血不循经,因而出血。

出血的病因虽然复杂,但其病机变化可以归纳为热伤血络、气不摄血、瘀血阻络三个方面。如《景岳全书·血证》就强调了火热与气虚在本证发病的重要性:"血本阴精,不宜动也,而动则为病;血主营气,不宜损也,而损则为病。盖动者多由于火,火盛则逼血妄行;损者多由于气,气伤则血无以存。"火热之邪又有虚实之分,由外感风热燥邪、湿热蕴积和肝郁化火等而成者属实火;而阴虚导致的火旺则为虚火。气虚又有单纯气虚和气虚及阳而阳气虚衰的不同。瘀血阻络多因久病而致,可因正气虚弱或邪气深入致瘀。在证候上,由火热亢盛、瘀血阻络所致者属实证,而由阴虚火旺及气虚不摄所致者属虚证。在病机变化上,常发生实证向虚证转化。如火热偏亢致出血者,反复发作,阴分必伤,虚火内生;出血既多,气亦不足,气虚阳衰,更难摄血,甚至有气随血脱,亡阳虚脱之虞。因此,在一定情况下,属实的火热之邪引起反复不止的出血,可以导致阴虚和气虚的病机变化;而阴虚和气虚又是导致出血日久不愈和反复发作的病因。如此循环不已,则是造成某些血证缠绵难愈的原因。

二、诊断

(1)鼻衄：凡血从鼻腔溢出而不因外伤、倒经所致者，均可诊断为鼻衄。

(2)齿衄：血自牙龈、齿缝间溢出，并可排除外伤所致者，即可诊断为齿衄。

(3)咳血：血由肺或气管而来，经咳嗽而出，或纯红鲜血，间夹泡沫，或痰中带血丝，或痰血相兼，痰中带血。多有慢性咳嗽、喘证或肺痨等肺系疾患病史。

(4)吐血：血从胃或食管而来，随呕吐而出，常夹有食物残渣等胃内容物，血多呈紫红、紫暗色，也可呈鲜红色，大便常色黑如漆或呈暗红色。吐血前多有恶心、胃脘不适、头晕等先兆症状。多有胃痛、嗳气、吞酸、胁痛、黄疸、症积等宿疾。

(5)便血：大便下血可发生在便前或便后，色鲜红、暗红或紫暗，甚至色黑如柏油。多有胃痛、胁痛、积聚、泄泻、痢疾等宿疾。

(6)尿血：小便中混有血液或夹血丝、血块，但尿道不痛。

(7)紫斑：四肢及躯干部出现瘀点或青紫瘀斑，甚至融合成片，压之不褪色，常反复发作。

三、相关检查

胸部X线、CT、支气管镜或造影检查，血沉、痰细菌培养、痰抗酸杆菌检查和脱落细胞检查等均有助于咳血的诊断。呕吐物、大便潜血试验、上消化道钡餐造影、纤维胃镜和B超检查等有助于吐血、便血的诊断。尿常规、尿隐血、膀胱镜等检查有助于尿血的诊断。血液分析、血小板计数、出凝血时间、血块退缩时间、凝血酶原时间、束臂试验、骨髓细胞学检查等有助于血液病所致血证的诊断。

四、鉴别诊断

(一)鼻衄

1.外伤鼻衄

有明确的外伤史，如碰撞或挖鼻等原因而导致鼻衄者，其血多来自外伤一侧的鼻孔，经治疗后一般不再复发，也无全身症状。

2.经行衄血

其发生与月经周期密切相关，一般在经前或经期内出现，也称逆经或倒经。

(二)齿衄

舌衄：出血来自舌面、舌边、舌根或舌系带处，有时在舌面上可见针尖样出血点。

(三)咳血

1.吐血

咳血与吐血均为血液经口而出的病证，但两者区别明显。

(1)病位不同：咳血的病位在肺与气管，而吐血的病位在胃与食管。

(2)血色不同：咳血之血色鲜红，常伴有泡沫痰液；吐血血色紫暗，常混有食物残渣。

(3)伴随症状不同：咳血之前多伴有喉痒、胸闷之兆，血常随咳嗽而出，一般大便不黑；而呕血常伴胃脘不适、恶心等症状，血随呕吐而出，大便常呈黑色。

(4)旧疾不同：咳血的患者常有咳嗽、肺痨、喘证或心悸等旧疾；而呕血的患者则往往有胃痛、胁痛、黄疸、鼓胀等旧病。

2.肺痈

肺痈初期常可见风热袭于卫表之症状，当病情进展到成痈期和溃脓期时则常有壮热、烦渴、咳嗽、胸痛、咳吐腥臭浊痰，甚至脓血相兼，舌质红、苔黄腻、脉洪数或滑数等症状；而咳血是痰血相兼，唾液与血液同出的病证，与肺痈截然不同。

(四)吐血

1.咳血

见咳血的鉴别诊断。

2.口腔、鼻咽部出血

口腔及鼻咽部出血常为鲜红色或随唾液吐出，血量较少，不夹杂食物残渣。此类出血多因相应的口腔、鼻咽部疾病引起。

(五)便血

1.痔疮

出血在便中或便后，色鲜红，常伴肛门疼痛或异物感。肛门或直肠检查可发现内痔或外痔。

2.痢疾

下血为脓血相兼，常伴腹痛、里急后重和肛门灼热感等症状。病初常有发热恶寒等外感表现。

3.便血的自身鉴别

(1)近血：为先血后便的病证，病位在肛门及大肠。

(2)远血：为先便后血的病证，病位在胃及小肠。

(3)肠风：为风热客于肠胃引起，症见便血、血清而鲜，病属实热。

(4)脏毒：为湿热留滞肠中，伤于血分引起，症见便血、血浊而暗，病属湿热偏盛。

(六)尿血

1.血淋

尿血与血淋均为血随尿出，血淋伴尿道疼痛，而尿血不伴尿道疼痛。

2.石淋

石淋者可先有小便排出不畅，小便时断，腰腹绞痛，痛后排出砂石并出现血尿；尿血不伴腰腹绞痛、小便艰涩，亦无砂石排出。

(七)紫斑

1.出疹

紫斑与出疹均为出现在肌肤的病变，而紫斑中有点状出血者须与出疹相鉴别。一般说来，紫斑隐于皮内，压之不褪色，触之不碍手；而出疹点则高于皮肤，压之褪色，触之碍手。

2.温病发斑

紫斑与温病发斑在肌肤上的改变很难区别。但临证上温病发斑发病急骤，常伴高热烦躁、头痛如劈、昏狂谵语，同时可有鼻衄、齿衄、便血、尿血、舌质红绛等，传变迅速，病情险恶；而紫斑常有反复发作的慢性病史，但一般无舌质红绛，也无温病传变迅速的特点。

五、辨证论治

(一)辨证要点

1.辨病位

同为一种血证,可由不同病变脏腑引起,其病位是不同的。如咳血有在肺、在肝的不同;鼻衄有在肺、在胃和在肝的不同;齿衄则有在胃、在肾的不同;尿血则有在肾、在脾和在膀胱的不同。应仔细辨识其病位,以正确施治。

2.辨虚实

血证中的实证,多由火热亢盛,迫血妄行所致,也可由瘀血阻络而成。火热之证,有实火与虚火之不同,其实火为火热亢盛,虚火一般由阴虚导致,而后者属虚中夹实证。血证中的虚证,一般由气虚失摄,血不归经所致。此外,初病多实,久病多虚,而久病入络者,又为虚中夹实。辨证候的虚实,有利于指导临证施治。

3.辨出血量

血为气之母,如出血过多,可致气随血脱,甚至亡阳虚脱,病至危殆。因而,辨别出血量的多少对判断预后、制订治疗方案具有重要意义。临证当根据头晕、乏力、面色唇甲苍白、心慌、出汗等症的程度,结合舌、脉,综合判断出血程度,分清标本缓急。

(二)治疗原则

血证虽因出血部位不同而有不同的称谓,但其病机基础不外火热伤络、气不摄血、瘀血阻络三端,因而,其治疗也不外在火、气、血三方面。恰如《景岳全书·血证》所说:“凡治血证,须知其要。而血动之由,惟火惟气耳。故察火者但察其有火无火,察气者但察其气虚气实,知此四者而得其所以,则治血之法无余义矣。”故临证治疗血证多以治火、治气和治血为基本原则。

1.治火

火热亢盛,迫血妄行,血不归经,溢于脉外是引起血证最常见的病因病机。由于火热之邪可分为实火与虚火的不同,故实火当清热泻火,虚火当滋阴降火。

2.治气

一则气为血帅,气能统血,气行血行,气脱血脱;二则气有余便生火,火热偏亢则扰动血脉,血不归经。故对实证当清气降气,虚证当补气益气。当出血严重,气随血脱而有亡阳虚脱之虞者,当以益气固脱,回阳救逆为急。

3.治血

血证既为出血之证,因此一定要根据出血的病因病机和证候的差异而施以不同的止血方法。如实火亢盛,扰动血脉者当凉血止血;气虚失摄,出血不止者当收敛止血;瘀血阻络,血难归经者当活血止血。出血之后,血虚明显者又当适当补血生血。

除上述治疗血证的三项原则以外,还应根据出血的不同阶段,使用不同的治疗方法及药物。如血证初期,出血较多较急,应急塞其流,以治其标,即采取“止血”的治疗方法;血止之后,应祛除病因,以澄其源,即采用“宁血”的治疗方法;善后应补养气血,以扶其正,即采用“补虚”的治疗方法。因此止血、宁血和补虚三个治疗方法,常应用在血证不同阶段的治疗中。血证的初期,应积极采用塞流止血的方法,立即服用三七粉、十灰散或花蕊石散、血余炭、蒲黄炭等以求迅速止血。如证属火热偏盛者，临床多使用犀角地黄汤（方中犀角以水牛角代替）清热解毒、凉血止血，临床还可根据病情，适当选用白茅根、栀子、丹皮、白及、侧柏叶、茜草根、仙鹤草、地榆、大蓟、小蓟等清热凉血之品。如阳气虚损，气失统摄者，应立即服用三七粉、艾叶炭以温经止血。如出血过多，症见面色苍白，四肢厥冷，汗出不止，心悸不宁，甚至神志不清，脉微细欲绝者，为气随血脱之危候，急以益气固脱的独参汤煎服，或使用参附汤以回阳救逆。

（三）分证诊治

1.鼻衄

鼻衄以火热偏盛，迫血妄行为多。其中以肺热、肝火、胃火最为常见；有时也与正气不足，气不摄血有关。

（1）热邪犯肺：

主症：鼻燥流血，血色鲜红。

兼次症：身热不适，口干咽燥，咳嗽痰黄，或恶风发热。

舌脉：舌质红，苔黄燥或薄黄；脉数或浮数。

分析：鼻为肺窍，热邪犯肺，迫血妄行，上循其窍，故鼻燥流血；火为阳邪，故其血色鲜红；热耗肺津，不能上承，故口干咽燥；发热为热邪犯肺所致；热邪亢盛，灼津为痰，肃降失司，故咳嗽痰黄。舌质红，苔黄燥，脉数为热邪偏盛之象。如热邪尚在卫表，则可见恶风发热，苔薄黄，脉浮数。

治法：清肺泻热，凉血止血。

方药：桑菊饮。方中桑叶、菊花、薄荷、连翘辛凉透表，宣散风热；杏仁、桔梗、甘草降肺气，利咽止咳；芦根清热生津。可酌加栀子炭、白茅根、丹皮、侧柏叶加强凉血止血之力。肺热盛而无表证者可去薄荷、桔梗，加黄芩、桑白皮以清泻肺热；咽喉痛者加玄参、马勃以清咽利喉；咽干口燥者加麦冬、玉竹、沙参、天花粉以养阴生津；咳甚者加象贝母、枇杷叶以润肺止咳。

（2）肝火上炎：

主症：鼻衄，血色鲜红，目赤，烦躁易怒。

兼次症：头痛眩晕，口苦耳鸣，或胸胁胀痛，或寐少多梦，或便秘。

舌脉：舌质红，苔黄而干；脉弦数。

分析：肝郁化火，木火刑金，肝火循肺经上出其窍而为鼻衄；肝开窍于目，肝火偏盛，故两目红赤；肝在志为怒，肝火盛则烦躁易怒；肝火上炎则头痛、口苦、耳鸣；清窍为肝火所扰故眩晕；肝经过胸胁，肝经火盛而胸胁胀痛；肝火扰心则寐少多梦；肝热移胃，腑气不通则便秘。舌质红，苔黄而干，脉弦数皆为肝火偏亢之征象。

治法：清肝泻火，凉血止血。

方药：龙胆泻肝汤。方中龙胆草、柴胡、栀子、黄芩清肝泻火；木通、泽泻、车前子清利湿热；生地、当归、甘草滋阴养血。可酌加侧柏叶、藕节、白茅根以凉血止血；寐少梦多者可加磁石、龙齿、珍珠母、远志等清肝安神；便秘者可加大黄通腑泻热；阴液亏耗者可加麦冬、玄参、旱莲草以养阴清热。

（3）胃热炽盛：

主症：鼻血鲜红，胃痛口臭。

兼次症：鼻燥口渴，烦躁便秘，或兼齿衄。

舌脉：舌质红，苔黄；脉数。

分析：胃热亢盛，上炎犯肺，迫血外溢，上出肺窍则鼻衄且血色鲜红；阳明经上交于鼻，胃火上熏则鼻燥口臭；胃热伤阴则口渴引饮；热居胃中，气机不利则胃脘疼痛；热扰心神则烦躁不安；胃热腑气不通，且热伤津液，肠道失润则便秘。舌质红，苔黄，脉数皆为胃中有热之象。

治法：清胃养阴，凉血止血。

方药：玉女煎。方中石膏清泻胃热，麦冬养阴清热，生地凉血止血，川牛膝引血下行。可酌加山栀子、丹皮、侧柏叶、藕节、白茅根等加强清热凉血止血之力；便秘者加大黄、瓜蒌通腑泻热；阴津被伤而见口渴，舌质红，少苔者，加沙参、天花粉、石斛等益胃生津。

(4)气血亏虚：

主症：鼻衄，血色淡红。

兼次症：心悸气短，神疲乏力，面白头晕，夜难成寐，或兼肌衄、齿衄。

舌脉：舌质淡，苔白；脉细或弱。

分析：气为血帅，气虚失摄，血溢脉外，故见鼻衄、齿衄血色淡红，也可见肌衄；气血不足，心神失养，故见心悸、夜难成寐；正气亏虚，则神疲乏力、气短；气血虚弱，不能上荣头面而面白头晕。舌质淡，苔白，脉细或弱均为气血不足之征。

治法：益气摄血。

方药：归脾汤。方中以人参、白术、甘草健脾益气；黄芪、当归益气生血；茯神、酸枣仁、远志、龙眼肉补气养血，安神定志；木香理气醒脾，使本方补而不滞。可酌加仙鹤草、茜草、阿胶以增强止血之效。

以上各种鼻衄之证，除内服汤剂以外，尚可在鼻衄发生时，采用局部外用药物治疗，以期尽快止血。可选用云南白药或三七粉局部给药以止血或用湿棉条蘸塞鼻散（百草霜 15 g、龙骨 15 g、枯矾 60 g 共研极细末）塞鼻治疗。

2.齿衄

手足阳明经分别入于上下齿龈，而肾主骨，齿为骨余，即所谓“齿为肾之余，龈为胃之络”，所以牙龈出血一般与胃、肾二经有关。

(1)胃火内炽：

主症：齿衄血色鲜红，齿龈红肿疼痛。

兼次症：口渴欲饮，口臭便秘，头痛不适，或齿龈红肿溃烂，或唇舌颊腮肿痛。

舌脉：舌质红，苔黄或黄燥；脉洪数或滑数。

分析：上下齿龈分属手阳明大肠经与足阳明胃经。胃肠火盛，循经上扰，以致齿衄出血鲜红，齿龈红肿疼痛；胃火上熏，故口臭头痛，甚则齿龈红肿溃烂，或唇舌颊腮肿痛；火热伤津，故口渴欲饮；热结阳明则便秘。舌质红，苔黄，脉洪数为阳明之表现。

治法：清胃泻火，凉血止血。

方药：加味清胃散。方中以生地黄、丹皮、犀角（水牛角代）清热凉血；黄连、连翘清胃泻火；当归、甘草养血和中。临证可酌加黄芩、黄柏、栀子、石膏等增强清热泻火之力，加藕节、白茅根、侧柏叶等增强凉血止血之力；烦渴加知母、天花粉、石斛以清热养阴除烦；便秘可加大黄、芒硝以通腑泻热。

(2)阴虚火旺：

主症：齿衄血色淡红，齿摇龈浮微痛。

兼次症：常因烦劳而发，头晕目眩，腰膝酸软，耳鸣，或遗精，或盗汗，或潮热，或手足心热。

舌脉：舌质红，苔少；脉细数。

分析：肾主骨，齿为骨余，肾虚则龈浮齿摇而不坚固；阴虚火旺，虚火上炎，血随火动，故血从齿缝渗出，血色淡红；烦劳则更伤肾阴，而易诱发齿龈出血；肾阴不足，水不涵木，相火扰动，清窍不利则头晕目眩；腰为肾之外府，耳为肾窍，肾阴不足，故腰膝酸软，耳鸣；肾阴虚相火妄动则遗精；阴虚生内热，则潮热，手足心热，盗汗。舌质红，苔少，脉细数为阴虚火旺之征。

治法：滋阴降火，凉血止血。

方药：知柏地黄丸合茜根散。知柏地黄丸中的六味地黄丸重在滋补肾阴，知母、黄柏重在降下虚火。茜根散中的生地黄、阿胶珠滋阴止血，茜草根、柏叶凉血止血，黄芩清热，甘草和中。两方合用，共奏滋阴补肾，降火止血之效。临证可酌加旱莲草、侧柏叶等加强滋阴凉血止血之力；如阴虚潮热，手足心热者，可加银柴胡、胡黄连、地骨皮等清虚热；盗汗明显者，或酌加五味子、浮小麦等敛汗。

3.咳血

咳血由肺络受损所致，燥热、阴虚、肝火是导致肺络损伤，引起咳血的主要原因。

(1)燥热犯肺：

主症：咳痰不爽，痰中带血。

兼次症：发热喉痒，鼻燥口干，或干咳痰少；或身热恶风，头痛，咽痛。

舌脉：舌质红，少津，苔薄黄；脉数或浮数。

分析：肺为娇脏，喜润恶燥，燥邪犯肺，肺失清肃，则发热喉痒，咳嗽；肺络受伤，故咳血；燥伤津液，故咳痰不爽或干咳痰少，口干鼻燥。舌质红，少津，苔薄黄，脉数为燥热伤肺之征。如感受风热而肺卫失宣，则见身热恶风，头痛，咽痛，脉浮数。

治法：清热润肺，宁络止血。

方药：桑杏汤。方中桑叶轻宣润燥；杏仁、象贝母宣肺润肺止咳；栀子、淡豆豉清宣肺热；沙参、梨皮养阴润肺。临证酌加藕节、仙鹤草、白茅根等凉血止血。出血量多而不止者，可再加用云南白药或三七粉吞服。若兼见发热、头痛、咳嗽、喉痒、咽痛等外感风热者，可加金银花、连翘、牛蒡子以辛凉解表，清热利咽；燥伤津液较甚，症见口干鼻燥，咳痰不爽，舌质红，少津，苔干者，可加麦冬、天冬、石斛、玉竹等生津润燥；若痰热壅盛，热迫血行，症见咳血，咳嗽发热，面红，咳痰黄稠，舌质红，苔黄腻，脉滑数者，可用清金化痰汤加大蓟、小蓟、侧柏炭、茜草根等以清肺化痰，凉血止血；热甚咳血较重者，可重用黄芩、知母、栀子、海蛤壳、枇杷叶等清热宁络。

(2)肝火犯肺：

主症：咳嗽阵作，痰中带血，胸胁牵痛。

兼次症：烦躁易怒，目赤口苦，便秘溲赤，或眠少多梦。

舌脉：舌质红，苔薄黄；脉弦数。

分析：肝火亢盛，木火刑金，肺失清肃，肺络受伤，故咳嗽阵作且痰中带血；肝经布胸胁，肝火犯肺，故胸胁牵引作痛；肝在志为怒，肝火旺则烦躁易怒；肝火盛则目赤口苦，便秘溲赤；肝火扰心则眠少多梦。舌质红，苔薄黄，脉数为肝火偏亢之征。

治法：清肝泻肺，凉血止血。

方药：黛蛤散合泻白散。两方合用后，青黛清肝泻火；桑白皮、地骨皮清泻肺热；海蛤壳、甘草化痰止咳。临证可酌加大蓟、小蓟、白茅根、茜草根、侧柏叶以凉血止血。肝火较甚，烦躁易怒，目赤口苦者，可加丹皮、栀子、黄芩、龙胆草等加强清泻肝火之力；若咳血较多，血色鲜红，可加用犀角地黄汤（方中犀角用水牛角代）冲服云南白药或三七粉以清热泻火，凉血止血；便秘者，可加大黄、芒硝通腑泻热。

（3）阴虚肺热：

主症：咳嗽少痰，痰中带血，经久不愈。

兼次症：血色鲜红，口干咽燥，两颧红赤，潮热盗汗。

舌脉：舌质红，苔少；脉细数。

分析：肺阴不足，肺失清润，阴虚火旺，损伤肺络则咳嗽少痰，痰中带血；肺阴亏虚，难以速愈，故反复咳血，经久不愈；肺阴不足，津液亏少，故口干咽燥；阴虚火旺则潮热盗汗，两颧红赤。舌质红，苔少，脉细数均为阴虚火旺之征。

治法：滋阴润肺，降火止血。

方药：百合固金汤。方中百合、麦冬、生地黄、熟地黄、玄参养阴清热凉血，润肺生津；当归、白芍柔润补血；贝母、甘草肃肺化痰止咳。方中桔梗性提升，不利治疗咳血，不宜用。可酌加白及、白茅根、侧柏叶、十灰散等凉血止血。反复咳血及咳血不止者，宜加阿胶、三七养血止血；潮热颧红者，可加青蒿、银柴胡、胡黄连、地骨皮、鳖甲、白薇等清退虚热；盗汗宜加五味子、煅龙骨、煅牡蛎、浮小麦、穞豆衣、糯稻根等以收涩敛汗。

以上咳血诸证当注意保持气道通畅，防止血液或血块阻塞气道引起窒息。

4.吐血

《丹溪心法·吐血》曰："呕吐血出于胃也。"胃自身病变及他脏病变影响胃，使胃络受伤而吐血。临证常见胃热壅盛、肝火犯胃、瘀阻胃络和气虚血溢等证。

（1）胃热壅盛：

主症：胃脘灼热作痛，吐血色红或紫暗，夹食物残渣。

兼次症：恶心呕吐，口臭口干，便秘，或大便色黑。

舌脉：舌质红，苔黄干；脉数。

分析：嗜食辛辣酒热之品，热积胃中，热伤胃络，胃失和降而逆于上，血随气逆，从口而出，故恶心呕吐，吐血色红或紫暗，夹食物残渣；热结中焦，和降失司，气机不利则胃脘灼热作痛；溢于胃络之血如未尽吐而下走大肠则大便色黑；胃热上熏则口臭；热伤大肠津液则便秘。舌质红，苔黄干，脉数皆为胃中积热之象。

治法：清胃泻热，凉血止血。

方药：泻心汤合十灰散。泻心汤中之大黄、黄芩、黄连苦寒泻胃中之火，故《血证论·吐血》曰："方名泻心，实则泻胃。"十灰散中栀子泻火止血；大黄导热下行；大蓟、小蓟、侧柏叶、荷叶、白茅根、丹皮凉血止血；配以棕榈炭收涩止血。两方中的大黄，为治胃中实热吐血之要药，泻火下行而活血化瘀，与凉血止血诸药相配，使止血而无留瘀之弊。若胃热伤阴，口干而渴，舌红而干，脉象细数者，可加玉竹、沙参、麦冬、天冬、石斛等滋养胃阴；胃气上逆，恶心呕吐者，可酌加旋覆花、代赭石、竹茹等和胃降逆。

(2)肝火犯胃：

主症：吐血色红或紫暗。

兼次症：脘胀胁痛，烦躁易怒，目赤口干，或寐少多梦，或恶心呕吐。

舌脉：舌质红，苔黄；脉弦数。

分析：肝郁化火，横逆犯胃，络伤血溢，故吐血色红或紫暗；肝胃失和，气机不利，故脘胀胁痛；胃气上逆则恶心呕吐；肝火旺盛，扰动心神，故烦躁易怒，寐少多梦；肝火上炎，灼伤津液，故目赤口干。舌质红，苔黄，脉弦数为肝火亢盛之象。

治法：清肝泻火，凉血止血。

方药：龙胆泻肝汤。本方清泻肝火效佳，但凉血止血之力弱，可酌加侧柏叶、藕节、白茅根、旱莲草、丹皮等加强凉血止血之力；寐少梦多者可加磁石、龙齿、珍珠母、远志等清肝安神；便秘者可加大黄通腑泻热；阴液亏耗者可加麦冬、玄参、沙参等养阴清热。如吐血不止，口渴不欲饮而胃脘刺痛者，为瘀血阻络，血不归经所致，应合用十灰散、三七粉，增强化瘀止血之力；胁痛明显者，可加延胡索、香附等疏肝理气，活血止痛。

(3)瘀阻胃络：

主症：吐血紫暗或带血块。

兼次症：胃脘刺痛或如刀割，痛处固定而拒按；病程较久，胃脘痛与吐血反复发作；面唇晦暗无华，口渴不欲饮，大便色黑；或妇人月经愆期，色黯有块。

舌脉：舌质紫黯，或有瘀点、瘀斑，或舌质淡黯，苔薄白；脉涩或细涩。

分析：久病入胃络，瘀血阻滞，血不循经而出血，故吐血紫暗或带血块；瘀血阻于胃络，不通则痛，故胃脘刺痛或如刀割，痛处固定而拒按；久病已入络，病难速愈，故常胃痛与吐血反复发作；面唇晦暗无华，口渴不欲饮，大便色黑，或妇人月经愆期，色黯有块等均为瘀血内阻之象。舌质紫黯，或有瘀点、瘀斑，脉涩等皆为血瘀之征；出血既久，可致血虚不荣，故可面色晦而无华，舌质淡黯，脉细。

治法：化瘀止血。

方药：失笑散。方中蒲黄活血止血；五灵脂通利血脉，散瘀止痛，二药均入血分，相须为用，活血止血而散瘀止痛；酽醋可利血脉，化瘀血。可加入三七加强化瘀止血之力，加桃红四物汤加强活血化瘀之功而兼养血，使攻中有养，尤其适合于瘀血阻络兼血虚者。如胃脘痛甚，可合用丹参饮理气活血止痛；如兼脾胃虚弱者，可加黄芪、太子参、白术、茯苓等补益脾胃，益气行血。

(4)气虚血溢：

主症：吐血缠绵不止，血色暗淡。

兼次症：吐血时轻时重，神疲乏力，心悸气短，语声低微，面色苍白；或畏寒肢冷，自汗便溏。

舌脉：舌质淡，苔薄白；脉弱或沉迟。

分析：气虚不足，摄血无力，血液外溢，故吐血缠绵不止，血色暗淡，时轻时重；正气不足则神疲乏力，气短声低；气血虚弱，心失所养则心悸；血虚不能上荣于面则面色苍白；气虚及阳，中阳不足，则畏寒肢冷，自汗便溏。舌质淡，脉弱为气虚不足之象。

治法：益气摄血。

方药：归脾汤。本方能益气健脾，摄血养血，但止血之力稍弱，临证可酌加仙鹤草、茜草、阿胶等增强止血之效；也可加炮姜炭温阳止血，乌贼骨收敛止血。若气损及阳，脾胃虚寒，兼见肢冷畏寒，自汗便溏，脉沉迟者，治宜温经摄血，可用柏叶汤合理中汤，柏叶汤以艾叶、炮姜温经止血，侧柏叶宁络止血，童便化瘀止血，理中汤温中健脾以摄血，合方共奏温经止血之效。

以上吐血诸证，如出血过多导致气随血脱，表现为面色苍白、四肢厥冷、冷汗出、脉微等，亟当益气固脱，可服用独参汤或静脉滴注参麦注射液等积极救治。

5.便血

便血为胃肠脉络受伤所致。临床主要有肠道湿热与脾胃虚寒两类。

(1)肠道湿热：

主症：便血鲜红。

兼次症：腹痛不适，大便不畅或便溏，口黏而苦，纳谷不香。

舌脉：舌质红，苔黄腻；脉滑数。

分析：恣食肥甘厚味，湿热下移大肠，热伤大肠络脉，血随便下，故见便血；湿性黏滞，肠道传化失常，故大便不畅或便溏；湿为阴邪，易阻气机，气机不利故腹痛；湿热困于肠胃，运化失调，则口黏而苦，纳谷不香。舌质红，苔黄腻，脉滑数为肠道有湿热之象。

治法：清热化湿，凉血止血。

方药：地榆散。方中以地榆、茜草凉血止血；黄芩、黄连、栀子苦寒泻火燥湿；茯苓淡渗利湿。可加槐角以增强凉血止血的作用。口黏苔腻甚者，宜加苍术、砂仁以健运脾胃。若便血日久，湿热未尽去而营阴已伤者，应清利湿热与养阴补血兼而治之，可用脏连丸。方中以黄连、黄芩清热燥湿；当归、地黄、赤芍、猪大肠养血补脏；槐花、槐角、地榆凉血止血；阿胶养血止血。可酌加茯苓、白术、泽泻等燥湿利湿之品。若为肠风，则见下血鲜红，血下如溅，舌质红，脉数，应清热止血，方用槐花散或唐氏槐角丸。前方以荆芥炭疏散风邪，炒枳壳宽中理气，槐花、侧柏叶清热凉血止血；唐氏槐角丸中以防风、荆芥疏散风邪，黄连、黄芩、黄柏苦寒泻火，槐角、地榆、侧柏叶、生地凉血止血，当归、川芎养血归经，乌梅收敛止血，枳壳宽中。两方相比，后者清热疏风的作用较强。若为脏毒，见下血浊而暗，应使用地榆散加苍术、萆薢、黄柏治之。方中黄连、黄芩、黄柏、栀子苦寒泻火，地榆、茜根凉血止血，茯苓、苍术、萆薢健脾利湿。

(2)脾胃虚寒：

主症：便血紫暗或黑色。

兼次症：脘腹隐隐作痛，喜温按，怯寒肢冷，纳差便溏，神疲懒言。

舌脉：舌质淡，苔薄白；脉弱。

分析：脾胃虚寒，中气不足，脾失统摄，血溢肠中，故便血紫暗或呈黑色；脾胃阳气不足，运化乏力，故脘腹隐痛，喜温喜按；脾主四肢肌肉，阳气不能温煦肢体，故怯寒肢冷；脾胃阳虚，生化无权，则纳差便溏；阳气不足则神疲懒言。舌质淡，苔薄白，脉弱皆为脾胃虚寒之象。

治法：温阳健脾，养血止血。

方药：黄土汤。方中灶心黄土（伏龙肝）温中摄血；附子、白术温阳健脾；地黄、阿胶养阴止血；甘草和中；黄芩苦寒坚阴，用量宜少，以反佐附子辛燥偏性。临证可加炮姜炭、艾叶、鹿角霜、补骨脂以温阳止血，加白及、乌贼骨收敛止血；有瘀血表现者加花蕊石、三七活血化瘀止血。如脾胃虚弱而阳虚不明显，见便血，气短声低，面色苍白，食少乏力等表现者，当补脾摄血，用归脾汤；如下血日久不止，肛门下坠，舌质淡，脉细弱无力者，为气虚下陷之象，可合用补中益气汤以益气升阳。

便血诸证出血量大时可致气随血脱而致脱证，临证要仔细观察病情变化，及时救治。

6.尿血

尿血多因热邪蓄于下焦或阴虚火旺损伤络脉，致使血液妄行引起，也有因脾虚失摄、肾虚失固而致者。

(1)下焦热盛：

主症：尿血鲜红。

兼次症：小便黄赤灼热，心烦口渴，面赤口疮，夜寐不安。

舌脉：舌质红，苔黄；脉数。

分析：下焦热盛，灼伤膀胱之络脉，故尿血鲜红；膀胱热盛，煎灼尿液，故小便黄赤灼热；热扰神明则心烦、夜寐不安；火热上炎则面赤口疮；热伤津液则口渴。舌质红，苔黄，脉数为热盛之象。

治法：清热泻火，凉血止血。

方药：小蓟饮子。竹叶、木通清热泻火利小便；滑石清热利湿；小蓟、生地黄、蒲黄、藕节凉血止血；栀子泻三焦之火，引热下行；当归引血归经；甘草调和诸药。如心烦少寐，可加黄连、夜交藤清心安神；火盛伤阴而口渴者，加黄芩、知母、石斛、天花粉以清热生津；如尿血甚者，可加白茅根、侧柏叶、琥珀末以凉血止血。

(2)阴虚火旺：

主症：小便短赤带血。

兼次症：头晕目眩，颧红潮热，腰酸耳鸣。

舌脉：舌质红，少苔；脉细数。

分析：肾阴亏虚，虚火内动，灼伤脉络，故小便短赤带血；阴虚阳亢，故头晕目眩，颧红潮热；腰为肾府，耳为肾窍，肾阴不足，则外府失养，肾窍不充，故腰酸耳鸣。舌质红，少苔，脉细数均为肾之阴虚火旺之象。

治法：滋阴降火，凉血止血。

方药：知柏地黄丸。此方以六味地黄丸滋补肾之阴水，以知母、黄柏滋阴降火，旨在“壮水之主，以制阳光”。可酌加旱莲草、大蓟、小蓟、茜草根、蒲黄炭等加强凉血止血之力；颧红潮热者加地骨皮、胡黄连、银柴胡、白薇等清热退虚火之药。

(3)脾不统血：

主症：久病尿血，色淡红。

兼次症：气短声低，面色苍白，食少乏力，或兼见皮肤紫斑、齿衄。

舌脉：舌质淡，苔薄白；脉细弱。

分析：脾气亏虚，统血无力，血不归经，渗于膀胱，则尿血日久不愈，溢于肌肤，可兼见紫斑、肌衄；脾胃运化无权，气血生化不足，故食少乏力，气短声低；气血不能上荣头面则面色苍白无华。舌质淡，脉细弱皆为气血亏虚，血脉不充之象。

治法：补脾摄血。

方药：归脾汤。临证可加用阿胶、仙鹤草、熟地黄、槐花、三七等养血生血之品；若气虚下陷，小腹坠胀者，可加升麻、柴胡等以提升中阳，亦可合用补中益气汤。

(4)肾气不固：

主症：尿血日久不愈，血色淡红。

兼次症：神疲乏力，头晕目眩，腰酸耳鸣。

舌脉：舌质淡，苔薄白；脉弱。

分析：劳倦日久或久病伤肾，肾气不足，封藏不固，血随尿出，此为久病但无火邪，故尿血日久不愈，血色淡红；肾虚则腰膝酸痛兼见耳鸣；髓海不充则头晕目眩，神疲乏力。舌质淡，脉弱皆为肾气不足之象。

治法：补益肾气，固摄止血。

方药：无比山药丸。方中熟地黄、山药、山萸肉、怀牛膝补益肾精；菟丝子、肉苁蓉、巴戟天、杜仲温肾助阳且固肾气；五味子、赤石脂固摄止血；茯苓、泽泻健脾利水。可酌加仙鹤草、蒲黄炭、大小蓟、槐花等加强止血之力；也可酌加煅龙骨、煅牡蛎、补骨脂、金樱子等加强固摄肾气之力。若见畏寒神怯者，可酌加肉桂、鹿角片、狗脊以温补肾阳。

六、转归预后

血证的转归与病因有一定关系，而病因又非一成不变。如外感风热燥邪、酒食不节、情志过极所引起的血证均属实证。但日久不愈，正气暗耗可转化为脾虚失摄、肾气不固等虚证。而阴虚不足，又容易引起虚火偏亢之证。所以在临证时，应根据病情转归变化的情况施以灵活治疗。血证的预后，主要取决于以下因素：一是与血证的病因有关。一般外感易治，内伤难调，新病易治，久病难医。二是与出血量的多少有关。显而易见，出血量少且易止者病轻，出血量多而不易止者病重，而出血量特别多，甚至出现气随血脱的危重证候，多预后不良。三是与出血部位有关。一般咳血、吐血、便血较之鼻衄、齿衄病情危急，如病程中兼见脑络出血则病情危殆。四是与伴随症状有关。出血同时发热、咳喘、脉数大有力者，病情较重。《景岳全书·血证》曰："凡失血等证，身热脉大者难治，身凉脉静者易治。若喘咳急而上气逆，脉见弦紧细数，有热不得卧者死。"

第四节 胸痛

胸痛又称"胸痹""真心痛"，是以胸部疼痛为主要临床表现的病证。一般来说，胸痛多与心肺有关。胸阳不足，气机阻滞是胸痛的主要病机。

一、病因病机

(一)气滞血瘀

情志所伤,气机郁结,气滞日久,血流不畅,则脉络瘀滞;或久病入络,气滞血瘀,心脉瘀阻,均可发为胸痛。

(二)胸阳痹阻

素体阳气不足,心肺气虚,或终日伏案少动,胸阳不展,气血运行不畅,外寒乘虚侵袭,以致阴寒凝滞,痹阻脉络;或饮食不节,或嗜酒成癖,以致脾胃损伤,聚湿成痰,阻滞胸阳,均可发生胸痛。

(三)痰热壅肺

肺中蕴热,或外感风热,热灼津液为痰,痰热结于胸中,气机痹阻,引起胸痛。

二、辨证论治

临证时,应详细询问胸痛的起因、部位、性质及先兆症状等,以鉴别胸痛的不同原因。胸痛而兼见咳喘、痰多、身热者,多属痰热所致;疼痛部位固定、刺痛者,多属气滞血瘀;痛连肩背,兼见憋闷,甚则汗出肢冷者,多属胸痹。

胸痛的治疗,一般先予活血化瘀,或辛温通阳,或涤痰泻热,待病情缓解后,再行培补阳气,以善其后。

(一)心血瘀阻

1.证候

胸部刺痛,固定不移,入夜更甚,时或心悸不宁,舌质紫暗,脉象沉涩。

2.证候分析

瘀血停着,血脉凝滞,不通则痛,故胸部刺痛,痛处不移。血属阴,夜间属阴,故疼痛入夜更甚。瘀血阻塞,脉络不通,心失所养,故心悸不宁。舌质紫暗,脉象滞涩乃瘀血内停之候。

3.治法

活血化瘀,通络止痛。

4.方药

血府逐瘀汤(生地、赤芍、枳壳、牛膝、柴胡、当归、川芎、桃仁、桔梗、甘草、红花)加减。

(二)胸阳痹阻

1.证候

胸痛彻背,感寒痛甚,胸闷气短,心悸,甚则喘息不能平卧,面色苍白,自汗,四肢厥冷,舌苔白,脉沉细。

2.证候分析

诸阳受气于胸中而转行于背,阳气不运,气机阻痹,故见胸痛彻背,感寒则气机凝滞加剧而痛甚。胸阳不振,气机受阻,故见胸闷气短,心悸,甚则喘息不能平卧。阳气不足,失于温煦则面色苍白,四肢厥冷。阳气不固则自汗出。舌苔白,脉沉细均为阳气不振之候。

3.治法

通阳宣痹,散寒化浊。

4.方药

当归四逆汤(当归、桂枝、芍药、细辛、甘草、通草、大枣)。若见心痛彻背,背痛彻心,痛剧而无休止,身寒肢冷,喘息不得卧,脉象沉紧,为阴寒极盛,胸痹之重证,宜用乌头赤石脂丸(乌头、附子、蜀椒、干姜、赤石脂)合苏合香丸(白术、青木香、犀角、香附、朱砂、诃子、檀香、安息香、沉香、麝香、丁香、冰片、荜茇、苏合香油)。若胸痛短气,汗出肢冷,面色苍白,甚至昏厥,舌淡苔白,脉沉细无力,为阳气虚衰、心阳欲脱之征,应急服参附龙牡汤(人参、附片、龙骨、牡蛎)。

(三)痰热壅肺

1.证候

胸痛咳喘,咳痰黄稠,或见咯血,或咳痰腥臭,烦闷发热,舌苔黄腻,脉象滑数。

2.证候分析

痰热壅肺,气机不畅,故胸痛咳喘,咳痰黄稠。热伤肺络则咳血。瘀热内结成痈,则咳吐脓痰腥臭。热毒内灼,故烦闷发热。舌苔黄腻,脉象滑数均为肺有痰热之征。

3.治法

涤痰泻热,宽胸开结。

4.方药

小陷胸汤(黄连、半夏、全瓜蒌)合千金苇茎汤(苇茎、薏苡仁、冬瓜仁、桃仁)。初起兼有风热表证者,可用银翘散(金银花、连翘、淡豆豉、牛蒡子、薄荷、荆芥穗、桔梗、甘草、竹叶、鲜芦根)或麻杏石甘汤(麻黄、杏仁、石膏、炙甘草)。

三、针灸治疗

(一)心血瘀阻

可选取膻中、巨阙、膈俞、阴郄、心俞穴,用泻法。每日1～2次。

(二)胸阳痹阻

可选取心俞、厥阴俞、内关、通里、肾俞(灸)、肺俞穴,用泻法兼灸。每日1～2次。

(三)痰热壅肺

可选取巨阙、膻中、郄门、太渊、丰隆、孔最穴,用泻法。每日1～2次。

第五节 郁证

郁证是由于情志不舒、气机郁滞所致,以心情抑郁、情绪不宁、胸部满闷、胁肋胀痛,或易怒善哭,或咽中如有异物梗塞等为主要临床表现的病证。郁证多见于青中年女性。

《医经溯洄集·五郁论》中说:“凡病之起也,多由乎郁,郁者,滞而不通之意。”《丹溪心法·六郁》中提出:“气血冲和,万病不生,一有怫郁,诸病生焉,故人身诸病,多生于郁。”可见情志波动,失其常度,则气机郁滞,气郁日久不愈,由气及血,变生多端,可以引起多种症状,故有“六郁”之说,即气郁、血郁、痰郁、湿郁、热郁、食郁六种,其中以气郁为先,而后湿、痰、热、血、食等诸郁才能形成，所以在治疗上本着《素问·六元正纪大论》"木郁达之"，以及《证治汇补·郁证》中所说："郁病虽多，皆因气不周流，法当顺气为先。"疏通气机为郁证总的治则，但又当明辨虚实，实证以疏肝理气为主，依其病情分别配以行血、化痰、利湿、清热、消食之剂；虚证则以益气养血扶正为法。

《景岳全书·郁证》提出，五气之郁，因病而郁；情志之郁，因郁而病。两者有所不同。本节着重讨论情志致郁，尤以气郁为主的病机和证治。

一、病因病机

（一）郁怒不畅，肝气郁结

忧思郁虑、愤懑恼怒等精神因素均可使肝失条达、气失疏泄，以致肝气郁结而成气郁，这是郁证主要的病机。因气为血帅，气行则血行，气滞则血瘀，气郁日久影响及血，使血液运行不畅而形成血郁。若气郁日久化火，则发生肝火上炎的病变，形成火郁。津液运行不畅，停聚于脏腑、经络，凝聚成痰，则形成痰郁。郁火耗伤阴血，则可导致肝阴不足。

（二）忧愁思虑，脾失健运

由于忧愁思虑，精神紧张，或长期伏案思索，使脾气郁结，或肝气郁结之后横逆侮脾，均可导致脾失健运，使脾的消磨水谷及运化水湿的功能受到影响。若脾不能消磨水谷，以致食积不消，则形成食郁。若不能运化水湿，水湿内停，则形成湿郁。水湿内聚，凝为痰浊，则形成痰郁。火郁伤脾，饮食减少，气血生化乏源，则可导致心脾两虚。

（三）情志过极，心失所养

由于所愿不遂，精神紧张，家庭不睦，遭遇不幸，忧愁悲哀等精神因素，损伤心神，使心失所养、神失所藏而发生一系列病变。若损伤心气，以致心气不足，则心悸、短气、自汗；耗伤心阴以致心阴亏虚，心火亢盛，则心烦、低热、面色潮红、脉细数；心失所养，心神失守，以致精神惑乱，则悲伤哭泣，哭笑无常。心的病变还可进一步影响其他脏腑。

情志内伤是郁证的致病原因。但情志因素是否造成郁证，除与精神刺激的强度及持续时间的长短有关之外，也与机体本身的状态有极为密切的关系。正如《杂病源流犀烛·诸郁源流》所说："诸郁，脏气病也，其源本于思虑过深，更兼脏气弱，故六郁之病生焉。"说明机体的"脏气弱"是郁证发病的内在因素。

综上所述，郁证的病因是情志内伤。病理变化与心、肝、脾、肾有密切关系。其病机主要为肝失疏泄，脾失健运，心失所养及脏腑阴阳气血失调。郁证初起病变以气滞为主，常兼血瘀、化火、痰结、食滞等，多属实证；病久则易由实转虚，随其影响的脏腑及损耗气血阴阳的不同而形成心、脾、肝、肾亏虚的不同病变。

二、诊断

（一）诊断要点

1.病史

患者大多数有忧愁、焦虑、悲哀、恐惧、愤懑等情志内伤的病史，并且郁证病情的反复常与情志因素密切相关。

2.临床特征

本病以忧郁不畅，情绪不宁，胸胁胀满疼痛，或易怒易哭，或咽中如有炙脔为主症，多发于青中年女性。

(二)辅助检查

各系统检查和实验室检查正常，除外器质性疾病。

(三)类证鉴别

1.虚火喉痹

郁证中的梅核气应注意与虚火喉痹相鉴别。梅核气多见于青中年女性，因情志抑郁而起病，自觉咽中有物梗塞，咯之不出，咽之不下，但无咽痛及吞咽困难、咽中梗塞的感觉，与情绪波动有关，在心情愉快、工作繁忙时症状可减轻或消失，而当心情抑郁或注意力集中于咽部时，则梗塞感觉加重。虚火喉痹则以青中年男性发病较多，多因感冒、长期吸烟喝酒及嗜食辛辣食物而引发，咽部除有异物感外，尚觉咽干、灼热、咽痒，咽部症状与情绪无关，但过度辛劳或感受外邪则易加剧。

2.噎膈

梅核气应当与噎膈相鉴别。梅核气的诊断要点如上所述。噎膈多见于中老年人，男性居多，吞咽之时哽噎不顺或饮食不下，食入即吐，吞咽困难的程度日渐加重，食管检查常有异常发现。

3.癫证

郁证中的脏躁证须与癫证相鉴别。脏躁多发于青中年妇女，有精神恍惚、大哭大笑、哭笑无常等表现，常在精神因素的刺激下呈间歇性发作，在不发作时可如常人。而癫证则以沉默痴呆、语无伦次、静而少动为特点，多发于青壮年男女性，病程迁延，心神失常的症状极少自行缓解。但脏躁日久有发展成癫证之可能。

三、辨证论治

(一)辨证要点

(1)辨明受病脏腑与六郁的不同：郁证的发生主要为肝失疏泄，脾失健运，心失所养，临证时应辨明主要的受病脏腑及六郁的不同。郁证以气郁为主要病变，一般来说，气郁、血郁、火郁主要责之于肝，食郁、湿郁、痰郁主要责之于脾；而虚证证型则与心的关系最为密切，如心神失养、心血不足、心阴亏虚等。

(2)辨别证候虚实：六郁病变中气郁、血瘀、火郁、食积、湿滞、痰结均属实，而心、脾、肝的气血或阴精亏虚所导致的证候则属虚。但应注意到正虚邪实、虚实夹杂的复杂证候。

(二)治疗原则

理气开郁是治疗郁证的基本原则，正如《医方论·越鞠丸》方解中所说："凡郁病必先气病，气得疏通，郁于何有？"因此，早期疏通气机对于防止病情发展而变生他病具有重要意义。对于实证，首应理气开郁，并根据是否兼有血瘀、痰结、湿滞、食积等而分别采用活血、祛痰、化湿、消食等法。虚证则应根据损及的脏腑及气血阴阳亏虚的不同情况而补之，或养心安神，或补益心脾，或滋养肝肾。对于虚实夹杂者，则又当视虚实的偏重而虚实兼顾。

郁证一般病程较长，用药不宜峻猛。在实证的治疗中，应注意理气而不耗气，活血而不破血，清热而不败胃，祛痰而不伤正；在虚证的治疗中，应注意补益心脾而不过燥，滋养肝肾而不过腻。正如《临证指南医案·郁》所指出，治疗郁证“不重在攻补，而在乎用苦泄热而不损胃，用辛理气而不破气，用滑润濡燥涩而不滋腻气机，用宣通而不揠苗助长”。除药物治疗外，精神治疗对郁证有极为重要的作用。解除致病原因，使患者正确认识和对待自己的病情，增强治愈疾病的信心，可以促进郁证好转、痊愈。正如《临证指南医案·郁》所说：“郁证全在病者能移情易性。”

（三）分证论治

1.肝气郁结

（1）证候：精神抑郁，情绪不宁，胸部满闷，胁肋胀痛，痛无定处，脘闷嗳气，不思饮食，大便不调，或女子月事不行，苔薄腻，脉弦。

（2）证候分析：本证以郁怒不畅，肝气郁结为主要病机。肝主疏泄，性喜条达，其经脉布胁肋、贯膈。肝气郁结，疏泄功能失常，经脉气机不畅，故见精神抑郁，情绪不宁，胸部满闷，胁肋胀痛，痛无定处，或女子月事不行等症；肝气郁结，乘脾犯胃，则见脘闷嗳气，不思饮食，大便失调；肝郁乘脾，故见苔薄腻，脉弦。本证以精神抑郁，情绪不宁，胸部满闷，胁肋胀痛，痛无定处，脉弦为辨证要点。

（3）治法：疏肝解郁，理气畅中。

（4）方药：柴胡疏肝散加减。若胁肋胀满疼痛较甚者，可加郁金、青皮、佛手疏肝理气；肝气犯胃，胃失和降，见嗳气频作，脘闷不舒者，可加旋覆花、代赭石、苏梗、法半夏和胃降逆；兼有食滞腹胀者，可加神曲、麦芽、山楂、鸡内金消食化滞；肝气乘脾而见腹胀、腹痛、腹泻者，可加白术、茯苓、防风泻肝补脾而止痛泻；兼有血瘀而见胸胁刺痛，舌有瘀点、瘀斑者，可加当归、丹参、郁金、红花活血化瘀。

2.气郁化火

（1）证候：性情急躁易怒，胸胁胀满，口干而苦，或头痛、目赤、耳鸣，或嘈杂吞酸，大便秘结，舌质红苔黄，脉弦数。

（2）证候分析：本证以肝气郁结，日久化火为主要病机。肝气郁结，疏泄不利，故胸胁胀满疼痛；肝郁日久化火，故性情急躁易怒，口苦而干，舌红，苔黄，脉弦数；肝火上炎则头痛、目赤、耳鸣；肝火犯胃，胃肠有热，故嘈杂吞酸，大便秘结。本证以性情急躁易怒，胸胁胀满，口苦而干，舌质红，苔黄，脉弦数为辨证要点。

（3）治法：疏肝解郁，清肝泻火。

（4）方药：丹栀逍遥散加减。若热势较甚，口苦、大便秘结者，可加龙胆草、大黄泻热通腑；肝火犯胃而见胁肋疼痛、口苦、嘈杂吞酸、嗳气呕吐者，可合左金丸清肝泻火，降逆止呕；肝火上炎而见头痛、目赤、耳鸣者，加菊花、钩藤、刺蒺藜清热平肝；热盛伤阴而见舌红少苔、脉细数者，可去原方中当归、白术、生姜之温燥，酌加生地、麦冬、山药养阴健脾。

3.痰气郁结

（1）证候：精神抑郁，咽中如有物梗阻，吞之不下，咯之不出，但饮食吞咽正常，胸部闷塞，胁肋胀满，苔白腻，脉弦滑。

(2)证候分析：本证以气郁痰凝，痰气交阻于咽喉为主要病机。由于肝郁气滞，津停凝聚成痰，气滞痰郁交阻于胸膈咽喉，故见胸中闷塞，胁肋胀痛及咽中如物梗阻，吞之不下，咯之不出等症；痰气交阻于咽喉，并非有形实邪阻滞，故饮食吞咽正常；苔白腻，脉弦滑为肝郁挟痰湿之征。本证以咽中如有物梗阻，吞之不下，咯之不出，饮食吞咽正常为辨证要点。《医宗金鉴·诸气治法》将本证称为"梅核气"。

(3)治法：行气开郁，化痰散结。

(4)方药：半夏厚朴汤加减。若湿郁气滞而兼胸脘痞闷、嗳气、苔腻者，加香附、佛手、苍术理气除湿；痰郁化热而见烦躁、舌红、苔黄者，加竹茹、瓜蒌、黄芩、黄连清化痰热；病久入络而有瘀血征象，胸胁刺痛，舌质紫暗或有瘀点、瘀斑，脉涩者，加郁金、丹参、降香、姜黄活血化瘀，或改用血府逐瘀汤疏肝行气、活血化瘀。

4.心神失养

(1)证候：精神恍惚，心神不宁，多疑易惊，悲忧善哭，喜怒无常，或时时欠伸，舌质淡，苔薄白，脉弦细。

(2)证候分析：本证以忧思不解，心气耗伤，营血不足，心神失养为主要病机。忧思郁虑不解，心气耗伤，营血暗亏，以致心神失养，故见精神恍惚，心神不宁，多疑易惊，时时欠伸；心神惑乱，不能自主，则见悲忧善哭，喜怒无常；舌质淡，苔薄白，脉弦细为气郁血虚之象。此证即《金匮要略·妇人杂病脉证并治》所谓之"脏躁"，多见于中年女性。本证以精神恍惚，心神不宁，多疑易惊，喜怒无常为辨证要点。

(3)治法：甘润缓急，养心安神。

(4)方药：甘麦大枣汤加减。可加柏子仁、炒枣仁、茯神、合欢皮、夜交藤、龙齿、远志、石菖蒲等加强养心安神之功。血虚生风而见手足蠕动或抽搐者，加当归、生地、珍珠母、钩藤养血息风；喘促气逆者，可合用五磨饮子开郁散结，理气降逆。

5.心脾两虚

(1)证候：多思善疑，头晕神疲，心悸胆怯，失眠，健忘，纳呆，面色无华，舌质淡，苔薄白，脉细弱。

(2)证候分析：本证以劳心思虑，心脾两虚，心失所养为主要病机。忧愁思虑久则损伤心脾，使心脾两虚，气血生化不足，心失所养，不主神明，出现多思善疑、心悸、胆怯、失眠、健忘；脾失健运，气血不充，故见纳差、头晕、神疲、面色不华、舌淡、苔薄白、脉细弱等症。本证以多思善疑，头晕心悸，纳差神疲，面色不华为辨证要点。

(3)治法：健脾养心，补益气血。

(4)方药：归脾汤加减。若心胸郁闷，情志不舒者，加郁金、佛手理气开郁；头痛加川芎、白芷活血祛风而止痛；以气血两虚为主而见少气懒言，自汗，心悸，失眠，面色萎黄者，可选用人参养荣汤。

6.心阴亏虚

(1)证候：情绪不宁，心悸，健忘，失眠，多梦，五心烦热，潮热，盗汗，口咽干燥，舌红少津，苔少，脉细数。

(2)证候分析：本证以情志过极，心阴耗伤，阴虚有热为主要病机。情志过极或思虑太过，均使心阴耗伤，心失所养，故情绪不宁、心悸、健忘；神不守舍则失眠、多梦；心阴不足，虚火内生，故五心烦热、潮热、盗汗、口咽干燥；舌红少津，苔少，脉细数为阴虚有热之象。本证以情绪不宁，心烦而悸，口咽干燥，舌红少苔，脉细数为辨证要点。

(3)治法：滋阴养血，补心安神。

(4)方药：天王补心丹加减。若心火亢盛，肾水不济，心肾不交而见心烦失眠，怔忡，多梦遗精，腰膝酸软者，可用二阴煎合交泰丸交通心肾，养心安神；遗精较频者，可加芡实、莲须、金樱子补肾固涩。

四、其他疗法

(一)中成药

(1)加味逍遥丸：疏肝清热，健脾养血。适用于肝郁血虚、肝脾不和所致两胁胀痛，头晕目眩，倦怠食少，月经不调，脐腹胀痛等症。

(2)逍遥丸：疏肝健脾，养血调经。适用于肝气不舒所致胸胁胀痛，头晕目眩，食欲减退，月经不调等症。

(3)越鞠丸：理气解郁，宽中除满。适用于胸脘痞闷，腹中胀满，饮食停滞，嗳气吞酸等症。

(二)针灸疗法

郁证之心神惑乱证可出现多种多样的临床表现。在发作时可根据具体病情选用适当的穴位进行针刺治疗，并结合语言暗示、诱导，对控制发作、解除症状常能收到良好效果。一般病例可针刺内关、神门、后溪、三阴交等穴位；伴上肢抽动者配曲池、合谷；伴下肢抽动者配阳陵泉、昆仑；伴喘促气急者配膻中。

五、预防与调护

郁证的病因在于情志内伤和脏气易郁两方面。因此，适当参加体力劳动和体育运动以增强体质，正确对待各种事物，避免忧思郁虑，防止情志内伤，是防治郁病的重要措施。对于郁证患者应做好精神治疗工作，医务人员应深入了解病史，详细进行检查，用诚恳、关怀、同情、耐心的态度对待患者，取得患者的充分信任，使患者能正确认识和对待疾病，增强治愈疾病的信心。解除情志致病的原因有助于疗效的提高，否则郁结不解，徒恃药石，其效不著。

第三章 外科常见病证

第一节 疖

疖是一种生于皮肤浅表部位的急性化脓性疾病，相当于西医学的“疖”“头皮穿凿性脓肿”“疖病”。其临证特点是局部皮肤色红、灼热、疼痛，突起根浅，肿势限局，范围较小，多在1～2寸(同身寸)，出脓即愈或疖肿此愈彼起，日久不愈。疖四季皆可发生，但多发于酷热夏(暑)秋季节；其随处可生，尤以头、面、颈、背、臀等处多见。发于暑天的称暑疖或热疖，其他季节发生的称疖。本病初起分有头疖、无头疖两种，有头者称石疖、毛囊疖，无头者称软疖、汗腺疖，一般症状轻而易治；但亦有因治疗或护理不当形成的蝼蛄疖，或呈遍体或特定部位反复发作，缠绵难愈的疖病，生于发际处的又称“发际疮”，生于臀部的又称“坐板疮”，一般较难治。

一、暑疖

暑疖是指发生于夏秋季节的疖，相当于西医学的“疖”，又叫“热疖”“软疖”，有头者又称“石疖”。其多发于头面，小儿易患之，新产妇亦常生此病。

(一)病因病机

夏秋季节，气候炎热或在强烈的日光下暴晒，感受暑毒而成；或天气闷热，汗出不畅，热不外泄，暑湿热毒蕴蒸肌肤，生痱搔抓，破损染毒而生。凡体质衰弱者，由于皮毛不固，更易发生本病。

(二)临床表现

暑疖发于夏秋之间，常见于小儿及新产妇，多发于头面部。局部皮肤红肿结块，灼热疼痛，根脚很浅，范围局限，肿块及肿势均较小。

(1)有头疖：患处皮肤上有一红色结块，上有黄白色脓头，灼热疼痛，突起根浅，常在2～3日后成脓，顶端中央出现黄绿色脓栓，自行破溃，流出黄白色脓液，肿痛逐渐消减，出脓即愈。

(2)无头疖：皮肤上有一红色肿块，上无脓头，表面灼热，触之疼痛，肿势高突，2～3日化脓，溃后多迅速愈合。

(3)珠疖：见于暑毒重者，多因痱子搔抓引起，可遍体发生，少则几个，多则数十个，或簇生在一起，状如满天星布，破流脓水成片，局部潮红胀痛。可伴全身不适，寒热头痛，心烦胸闷，口苦咽干，便秘溲赤等症状。

(三)诊断与鉴别诊断

根据好发于头面部,局部皮肤色红、灼热、疼痛,突起根浅,肿势限局,肿块及肿势均较小,出脓即愈,可明确诊断本病。本病应与下列疾病相鉴别。

(1)痈:常为单发,不常发生于头面部,初起无头,肿势范围较大,3~4寸(同身寸),一般7~10日成脓,初起即伴有明显全身症状。

(2)颜面部疔疮:初起有粟粒脓头,根脚较深,肿势散漫,肿块较疖肿大,肿势显著扩大,一般肿势大于肿块数倍,出脓日期较晚而有脓栓,大多数初起即有明显全身症状。

(3)有头疽:初起有多个粟米状脓头,红肿范围多超过5寸(同身寸),肿块特大,肿势较小,溃后状如蜂窝,全身症状明显,病程较长。

(四)治疗

暑疖的治疗以清暑化湿解毒为基本治则,对症状轻微的暑疖可单纯应用外治法收功。

1.辨证施治

(1)暑热浸淫证:发于夏秋季节,以小儿及产妇多见。局部皮肤红肿结块,灼热疼痛;伴发热、口干、便干、溲赤等;舌苔薄腻,脉滑数。治宜清暑化湿解毒。方选清暑汤加减。常用药物有鲜藿佩、青蒿、牡丹皮、金银花、连翘、赤芍药、茯苓、生甘草等。加减法:头面部疖,加野菊花、防风;下肢部疖,加黄柏、苍术;热毒盛者,加黄连、山栀;疖肿难化,加僵蚕、浙贝母。

(2)热毒蕴结证:好发于项后发际、背部、臀部。轻者疖肿只有一两个,多则可散发全身,或簇集一处,或此愈彼起;伴发热、口渴、溲赤、便干;舌苔黄,脉数。治宜清热解毒。方选五味消毒饮加减。常用药物有金银花、蒲公英、地丁草、半枝莲、黄芩、白花蛇舌草、生甘草等。加减法:热毒盛者,加黄连、山栀;小便短赤者,加薏苡仁、泽泻、赤茯苓;大便秘结者,加生大黄、芒硝、枳实;脓成溃迟,加皂角刺、穿山甲、僵蚕、川芎;疖肿难化,加僵蚕、浙贝母。

2.成药、验方

(1)六应丸或六神丸,成人每次10粒,每日3次吞服;儿童减半;婴儿服1/3。

(2)清解片,成人服10~15片,分3次吞服;儿童减半;婴儿服1/3。

(3)验方:金银花9 g,鲜藿佩各9 g,菊花9 g,生甘草3 g,煎汤代茶。

3.外治

(1)初起:小者用千捶膏盖贴或三黄洗剂外搽;大者用金黄散或玉露散,以金银花露或菊花露调成糊状,用麻油调敷;也可用鲜野菊花叶、蒲公英、芙蓉叶、马齿苋、鲜丝瓜叶等取其一种,洗净捣烂敷于患处,每日1~2次。

(2)溃后:用九一丹掺金黄膏、太乙膏盖贴;疮口深者,用药捻蘸八二丹或九一丹引流。脓尽,改用生肌散、红油膏或白玉膏收口。

4.手术疗法

(1)成脓,有白色脓栓时,宜取出脓头以利引流,局部有波动感者宜及早切开引流。

(2)若有袋脓或相互窜通成空壳者,宜做"十"字形剪开,并将串通的空壳全部扩创。如遇出血,可用垫棉法加绷带搏扎以压迫止血;如有死骨,可待松动时用镊子钳出。

(五)预防与调护

(1)注意个人卫生,经常保持局部皮肤清洁,勤洗澡,勤理发,勤修指甲,勤换衣服,尤其出汗后，应及时洗浴，更换衣服，衣服宜宽松柔软，防止摩擦局部皮肤而诱发疮疖。

(2)忌食鱼腥发物，少食辛辣炙煿、助火之物及肥甘厚腻之品；多饮清凉饮料，如金银花露、地骨皮露、菊花茶、西瓜汁、绿豆米仁汤等。

(3)炎夏季节，做好防暑降温工作，避免烈日暴晒，注意通风；防止痱子发生，如已发生，可扑痱子粉、青黛散等。

(4)忌自行挤压未成熟疖，尤其是口鼻危险三角区内的疖，以免脓毒弥散，引起其他并发症。

二、蝼蛄疖

蝼蛄疖多生于小儿头皮上，未破如曲蟮拱头，破后形似蝼蛄串穴，而以形状命名。本病相当于西医学的“头皮穿凿性脓肿”。

(一)病因病机

本病多由暑疖治疗不当，疮口太小，脓流不畅，引起脓毒潴留所致；或因护理不慎，搔抓碰伤，以致脓毒旁窜；加之头顶皮肉较薄，容易互相蔓延，腐蚀肌肉，头皮窜空而成，并且与体虚有关。

(二)临床表现

本病临证可分两个类型：一种是疮形肿势虽小，而根脚坚硬，溃破虽出脓水，而坚硬不退，疮口愈合后，过一时期还会复发，往往一处未愈，他处又生；另一种疮大如梅李，相连三五枚，溃破脓出，其口不敛，日久头皮窜空。不论何型，局部皮厚且硬的较重，皮薄成空壳的较轻。若无适当治疗，往往迁延日久，如以探针或药捻探之，可触到粗糙之骨擦音，是因颅骨损伤，甚至有朽骨脱出后，才能收口。

(三)诊断

本病根据好发于小儿头皮，未破如曲蟮拱头，破后形似蝼蛄串穴，可明确诊断。

(四)治疗

1.内治

本病一般不需内治。体虚者宜健脾养阴，两仪膏每日 15～30 g，开水冲服；或以山药粉 9 g，入大米内煮粥吃，并加牛肉汁佐餐。

2.外治

参照“暑疖”。

3.手术疗法

(1)扩创手术：将相互窜通的空壳做“十”字形剪开，如遇出血，可用缚扎法，以压迫止血。

(2)有死骨者，待松动时可用镊子夹出。

三、疖病

疖病是指多个疖在一定部位或散在身体各处反复发作的皮肤化脓性疾病，因疖肿较多，常此愈彼起，日久不愈，治疗往往不能控制其再发而命名。生于项后发际部的称“发际疮”，发于臀部的叫“坐板疮”。本病不分季节都可发生，多见于青壮年。

(一)病因病机

本病多由脏腑蕴热,内郁湿火,外感风邪,以致风火湿热之毒蕴阻于皮肤所致;或因禀性不耐,感受沥青之毒,加之日光热毒,结聚皮肤而成;亦有因患消渴、习惯性便秘等慢性病阴虚内热,易于染毒所致。

(二)临床表现

本病好发于项后、背部、臀部等处,可在一定部位、几个到数十个,反复发作,缠绵经年不愈。也有在身体各处散发,一处将愈,他处又起,或间隔2周、月余看当再发。

(1)由湿火风邪相搏而成者,多发于项后、背、臀等处,常在原发病灶附近,继续延生,缠绵不休,如星状罗布,几个到数十个不等。或全身各部散发。伴有大便干结、小溲黄赤、苔薄黄腻、脉象滑数等症状。由感受沥青之毒而生的,多发于头面等暴露部位,疖肿成块,常呈囊肿形,触之较硬,压痛明显。

(2)由阴虚内热染毒所生的,散发全身各处,疖肿较大,易于成痈,常有口渴唇燥,舌苔薄,舌质红,脉象细数等症状。

(三)诊断与鉴别诊断

本病根据好发于项后、背部、臀部,多个疖在一定部位或散在身体各处,反复发作,此愈彼起,日久不愈,可明确诊断。本病应与下列疾病相鉴别。

1.暑疖

暑疖多在夏秋季节发生,以小儿、初产妇占多数。

2.脂瘤染毒

患处素有结块,其中心表面皮肤常可发现粗大黑色毛孔,挤之有脂浆样物溢出,且有臭味,染毒后红肿较限局,脓出夹有粉渣样物,愈合较为缓慢。

3.囊肿型粉刺

囊肿型粉刺好发于面颊部和背部,伴有丘疹和黑头,挤之有米粒样或白色粉样物质,病程较长。

(四)治疗

疖病治疗宜扶正固本与清热解毒并施。对伴消渴、肾病者,必须积极治疗相关疾病。

1.辨证施治

(1)阴虚内热、体虚毒恋证:疖肿常此愈彼起,不断发生。散发全身各处或固在一处,疖肿较大,易转变成有头疽;伴口干唇燥等;舌质红,舌苔薄,脉细数。治宜养阴清热解毒。方选防风通圣散合增液汤加减。常用药物有防风、薄荷(后下)、连翘、赤芍、黄芩、泽泻、生大黄(后下)、白花蛇舌草、山楂等。加减法:感受沥青之毒而生者,加黄连、黄柏;阴虚内热者,加生地黄、玄参、天冬、麦冬。

(2)脾胃气虚、体虚毒恋证:疖肿泛发全身各处,溃脓、收口时间均较长,脓水稀薄;伴面色萎黄、神疲乏力、纳少便溏等;舌质淡或边有齿痕,舌苔薄,脉濡。治宜健脾和胃,清化湿热。方选防风通圣散合参苓白术散加减。常用药物有生黄芪、太子参、白术、茯苓、姜半夏、陈皮、防风、连翘、白花蛇舌草等。加减法:疮面色泽晦暗不红者,加肉桂、熟附子;原有肾病水肿者,加山药、赤小豆、玉米须。

2.成药

(1)六应丸或六神丸，成人每次10粒，每日3次吞服；儿童减半量；婴儿服1/3量。

(2)小金丹0.6 g，每日2次，吞服；儿童剂量酌减。

3.西药治疗

(1)病情较重者，应使用有效抗生素治疗。

(2)如有糖尿病者，必须使用口服降血糖药物或胰岛素治疗。

4.其他疗法

(1)毫针疗法：取主穴，在督脉经上，第六胸椎棘突处。令患者端坐，抱肘低头，在穴位处用圆针沿皮下进针，留针20 min。配穴：后合谷穴(在第一、第二掌骨连线之缘)。用毫针快速进针，得气后将针退至皮下，然后将针倾斜至15°，沿第二掌骨前缘约达掌指关节处，得气后留针15～20 min。每周1～2次，2～3周为一个疗程。

(2)耳针疗法：取枕、神门、肾上腺穴。针刺后留针30～60 min，每日1次。

(五)预防与调护

(1)忌食辛辣、鱼腥发物等，少食甜腻。

(2)经常保持局部皮肤清洁，患在头部的宜勤理发，在背臀部的宜勤洗澡、勤换衣，并在病灶周围用75%乙醇搽擦。

(3)尽量少用油膏类药物敷贴。

(4)积极治疗消渴病、肾病。

(5)保持大便通畅。

第二节 疔

疔多发于颜面和手足等处，是一种发病迅速，易于变化而危险性较大的感染性疾病。疔的疮形虽小，但根脚坚硬，病情变化迅速，如果处理不当，容易造成毒邪走散。特别是发于颜面部的疔疮很容易走黄而有生命危险，发于手足部的疔疮则易损筋伤骨而影响肢体功能。疔的范围很广，根据发病部位和性质不同，分颜面部疔疮、手足部疔疮、红丝疔。

一、颜面部疔疮

颜面部疔疮是指发生于颜面部的急性化脓性疾病，根据发病部位不同而冠以不同的名称。如疔疮生于眉心者，叫眉心疔，又称印堂疔；生于两眉棱者，称眉棱疔；生于眼胞者，称眼胞疔；生于颧部者，称颧疔；生于人中者，称人中疔；生于人中两旁者，称虎须疔；生于口角者，称锁口疔；生于两唇内里者，称反唇疔；生于颏部者，称承浆疔；等等。其辨证施治方面基本相同，相当于西医学的颜面部疖、痈。

(一)病因病机

本病主要因火热之毒为患。其毒从内而发者，多见恣食膏粱厚味、醇酒辛辣炙煿，脏腑蕴热内生;其毒从头感受者,多见感受风热火毒,或皮肤破损染毒。火热之毒蕴蒸肌肤,以致气血凝滞,火毒结聚,热胜肉腐而成。若火毒炽盛,内燔营血,则可成走黄重证。

(二)诊断

1.症状体征

本病多发于额前、颧、颊、鼻、口唇等部。

初期:在颜面部患处皮肤上忽起一粟米样脓头,或痒或麻,以后逐渐红肿热痛,肿势范围虽然只有 3～6 cm,但根深坚硬,重者有恶寒发热等全身症状。

中期:肿势渐增,四周浸润明显,疼痛加剧,脓头破溃。伴有发热口渴,便干溲赤,苔薄腻或黄腻,脉象弦滑数等。

后期:肿势局限,顶高根软溃脓,脓栓(疔根)随脓外出,痛止肿消,身热减退。一般 10～14 天即可痊愈。

本病如果处理不当,或不慎碰伤,或过早切开或妄加挤压等,可引起疔疮顶陷色黑无脓,四周皮肤暗红,肿势扩散,以致头面、耳、项俱肿,并伴有壮热烦躁,神昏谵语,舌质红绛,苔黄糙,脉象洪数等,此乃疔毒走散,发为“走黄”之象。

2.检查

血常规示白细胞总数及中性粒细胞明显增高,必要时应做细菌培养加药敏试验。

(三)鉴别诊断

疖,虽好发于颜面部,但与疔相比红肿范围不超过 3 cm,无明显根脚,一般无发热等全身症状。

(四)辨证论治

1.内治

(1)热毒蕴结:多为初期,患处红肿高突,根脚收束;伴发热头痛;舌红,苔黄,脉数。

治法:清热解毒。

处方:五味消毒饮、黄连解毒汤加减。

(2)火毒炽盛:多为成脓期,疔疮肿胀范围增大,疮形平塌,肿势散漫,皮色紫暗,焮热疼痛;伴高热,头痛,烦渴,呕恶,溲赤;舌红,苔黄腻,脉洪数。

治法:凉血清热解毒。

处方:犀角地黄汤、黄连解毒汤、五味消毒饮加减。

2.外治

(1)初起:宜箍毒消肿,用金黄散、玉露散以金银花露或水调成糊状围箍,或千捶膏盖贴,或六神丸、紫金锭研碎醋调外敷疮头。

(2)脓成:宜提脓祛腐,用九一丹、八二丹撒于疮顶部,再用玉露膏或千捶膏敷贴。若脓出不畅,用药线引流;若脓已成熟,中央已软有波动感时,应及早切开排脓,加药线八二丹或九一丹引流。

(3)溃后:宜提脓祛腐,生肌收口。疮口掺九一丹,外敷金黄膏;脓尽改用生肌散、太乙膏或红油膏盖贴。

3.针灸治疗

(1)体针基本处方：身柱、灵台、合谷、委中。加减运用：火毒炽盛者加曲池、大椎、曲泽；疔疮走黄者加水沟、十二井穴、百会、内关。

本病应根据患部所属的经脉配穴。若生于颜面部，如唇疔配隐白、商阳、曲池、内庭；鼻疔配上星、肺俞、尺泽、商阳、内庭；眉心疔配内关、肺俞。生于手部，若食指蛇头疔配曲池、迎香；托盘疔者，配内关、曲泽、郄门、少海、阴郄；生于足小趾、次趾的，则取阳陵泉、听会等。

方义：督脉统率诸阳，阳明经为多气多血之经，为疔疮多发之经。灵台为治疗的经验穴，配身柱有疏泄阳经邪火郁热之功效；合谷为手阳明经原穴，泻之以泄阳明火毒，对颜面疔疮尤为适宜。取血郄委中，用三棱针刺络出血，以清泄血中蕴热而消肿止痛。

刺灸方法：诸穴均常规针刺，针用凉泻手法，结合刺络放血。

(2)耳针：取神门、肾上腺、皮质下、枕、相应部位。每次选2～3穴，中强刺激，留针30～60分钟，每日1～2次。

(3)挑治：寻找背部脊柱两旁有丘疹样突起处，用粗针挑治，每日1次。

(五)预防护理

(1)有全身症状者宜静卧休息，并减少患部活动。

(2)忌内服发散药；忌灸法，忌早期切开及针挑，防止挤压碰伤患部。

(3)忌食烟酒及辛辣、鱼腥发物。

二、手足部疔疮

(一)概述

本病是发生在手足部的急性化脓性疾病，手部多于足部。本病因发病部位及形态、预后的不同有多种命名，如生在指头顶端的，叫蛇头疔；生于指甲缘的，叫蛇眼疔；又因脓积于甲下，指甲面可见黄白色脓影，重者指甲浮空，痛胀难忍，故名代指；生在甲后的，叫蛇背疔；生在手指螺纹的，叫螺疔；生于指中节前，肿如鱼肚、蛇肚的，叫鱼肚疔或蛇腹疔；生于手掌心的，形如盘中托珠之状，叫托盘疔；生于足掌中心的，叫足底疔；生于虎口合谷穴处的叫虎口疔或合谷疔。

(二)病因病机

脏腑火毒凝结，或手足部外伤染毒等多为本病发病原因。火毒之邪阻塞经络，气血凝滞，热胜肉腐，甚则腐筋伤骨。

(三)诊断

1.症状体征

手足部疔疮发病部位多有外伤感染史。

(1)蛇眼疔：初期甲沟一侧有轻微的红肿疼痛，2～3天成肿，可伴恶寒发热等全身症状。待出脓后，即肿退脓尽，迅速愈合，或有胬肉突出，甚至指(趾)甲脱落。

(2)蛇头疔：初起指端感觉麻痒而痛，灼热肿胀，但皮色不变，随后肿势逐渐扩大。中期肿势更为扩大，手指末节呈蛇头状肿胀。酿脓时有剧烈的跳痛，患肢下垂时疼痛更甚，局部触痛明显，10天左右成脓，常伴发热恶寒等。后期一般出黄稠脓，脓出肿退痛止，趋向痊愈。若溃脓迟缓且溃后脓水臭秽，经久不愈，余肿不消，或胬肉突出者，多是损筋伤骨的征象。

(3)蛇肚疔:发于指腹部,整个患指红肿疼痛,呈圆柱状,疼痛逐渐加重,皮肤极度紧张,关节轻度屈曲,不能伸展,动即觉剧痛,7～10 天成脓。因指腹皮肤厚韧,不易测出波动感,也难自溃。溃后脓出黄稠,逐渐肿退痛止,2 周左右痊愈。若损伤筋脉,则愈合缓慢,常影响手指的屈伸。

(4)托盘疔:初起先见掌心红点如粟,继而坚硬起泡,整个手掌肿胀高突,失去正常的掌心凹陷或稍凸出,手背肿势通常更为明显,甚则延及手臂,疼痛剧烈,2 周左右成脓。因患侧皮肤坚韧,虽内已化脓,不易向外透出,很可能向周围蔓延,损伤筋骨,影响屈伸功能。若溃后脓出,肿退痛减,全身症状亦随之消失,再过 7～10 天愈合。

(5)足底疔:初起足底部疼痛,不能着地,按之坚硬。3～5 日后有搏动性疼痛,修去老皮后,可见到白头。重者肿势蔓延到足背,痛连小腿,不能活动,伴有恶寒发热、头痛、纳呆、苔黄腻、脉滑数等。溃后流出黄稠脓液,肿消痛止,全身症状消失。

辨别手指部有脓无脓,除依据一般化脓日期及触诊外,可采用透光法。辨别有无死骨,可用药线或探针深入疮孔,如触及粗糙的骨质,则为损骨。辨别有无伤筋,可观察手指屈伸功能。

2.检查

本病属于手足部的急性化脓性疾病,故血常规示白细胞总数及中性粒细胞增高;必要时做细菌培养加药敏试验。X 线摄片可确定有无骨质破坏。

(四)鉴别诊断

类丹毒,发病前多有猪骨、鱼虾等刺伤史,或破损皮肤接触猪肉、鱼虾史。红肿不如疔疮明显,常表现为游走性的红紫色斑片,一般不会化脓,全身症状多不明显。

(五)辨证论治

本病治疗以清热解毒为主,如发于下肢者应注重清热利湿。脓成后应尽早切开排脓,愈后需加强功能锻炼。

1.内治

(1)火毒凝结:局部红肿热痛,麻痒相兼;伴畏寒发热;舌质红,苔黄,脉数。

治法:清热解毒。

处方:五味消毒饮、黄连解毒汤加减。

(2)热盛肉腐:红肿明显,疼痛剧烈,痛如鸡啄,肉腐为脓,溃后脓出肿痛消退;若溃后脓泄不畅,则肿痛不退,胬肉外突,甚者损筋蚀骨;舌质红,苔黄,脉数。

治法:清热,透脓,托毒。

处方:五味消毒饮、黄连解毒汤加皂角刺、炙山甲等。

(3)湿热下注:足底部红肿热痛;伴恶寒,发热,头痛,纳呆;舌质红,苔黄腻,脉滑数。

治法:清热,解毒,利湿。

处方:五神汤合萆薢渗湿汤加减。

2.外治

(1)初期:金黄膏或玉露膏外敷。蛇眼疔也可用 10% 黄柏溶液湿敷。

(2)溃脓期:应及早切开排脓,并注意采取正确的切开方法。一般应尽可能循经直开。蛇眼疔宜沿甲旁 0.2 cm 挑开引流。甲下溃空者需拔甲,拔甲后敷以红油膏纱布包扎。蛇头疔宜在指掌面一侧做纵形切口，使引流通畅，必要时可对口引流，不可在指掌面正中切开。蛇肚疔宜在手指侧面做纵形切口，切口长度不得超过上下指关节面。托盘疔应依掌横纹切开，为使引流通畅，切口应够大。手掌处显有白点者，应先剪去厚皮，再挑破脓头。注意不要因手背肿胀较手掌为甚而误认为脓腔在手背部而妄行切开。

(3)收口期：脓尽用生肌散、白玉膏外敷。若胬肉高突，可在修剪胬肉后，用平胬丹或枯矾粉外敷；若已损骨，久不收口者，可用2%～10%黄柏溶液浸泡患指，每天1～2次，每次10～20 min。若有死骨存在，可用七三丹提脓祛腐，待死骨松动时用血管钳或镊子钳出死骨。对筋脉受损导致手指屈伸功能障碍者，待伤口愈合后，用桂枝、桑枝、红花、丝瓜络、伸筋草等煎汤熏洗，并配合患指屈伸功能锻炼。

3.针灸治疗

体针参照“颜面部疔疮”。

(六)预防护理

(1)注意劳动保护，防止手足皮肤损伤。

(2)手部疔疮忌持重物或剧烈活动，以三角巾悬吊固定。疔疮生于手掌部者，宜手掌向下，使脓液容易流出。足部疔疮宜抬高患肢，尽量减少行走。

(3)愈后影响手指屈伸功能者，宜加强功能锻炼。

(4)其他参照“颜面部疔疮”。

三、红丝疔

红丝疔是发于四肢，皮肤呈红丝显露，迅速走窜的急性感染性疾病。邪毒重者可内攻脏腑，发生走黄。

(一)病因病机

内有火毒凝聚，外因手足部生疔，或足癣糜烂，或有皮肤破损感染毒邪，以致毒流经脉，向上走窜而继发红丝疔。

(二)诊断

1.症状体征

本病好发于四肢内侧，常有手足部生疔或皮肤破损等病史。多先在手足生疔部位或皮肤破损处见红肿热痛，继则在前臂或小腿内侧皮肤上起一条或多条红丝，迅速向躯干方向走窜，上肢可停于肘部或腋部，下肢可停于腘窝或胯间。腋窝或腘窝、腹股沟部常有核样肿大作痛。红丝较细者，可无全身症状，1～2日可愈；红丝较粗者，可伴有恶寒发热、头痛、周身乏力、苔黄、脉数等全身症状，还可出现结块，一处未愈，他处又起，有的2～3处相互串连。病变在浅部的，皮色较红；病变在深部的，皮色暗红，或不见“红丝”，但患肢出现条索状肿块和压痛。如结块不消则肿胀疼痛更剧，常伴发热恶寒、全身不适等症状。7～10天化脓破溃，溃后一般容易收口，若二三处串连贯通，则收口较慢。若伴有高热、神昏谵语、胸痛、咯血等症，是为“走黄”。

2.检查

血常规示白细胞总数及中性粒细胞可增高。

(三)辨证论治

治疗原则总宜清热解毒,佐以活血散瘀。贵在乎早。

1.内治

(1)火毒入络:患肢红丝较细,红肿疼痛;全身症状较轻;苔薄黄,脉濡数。

治法:清热解毒。

处方:五味消毒饮加减。

(2)火毒入营:患肢红丝粗肿明显,迅速向近端蔓延;并伴核肿大作痛,全身寒战高热,头痛,口渴;苔黄腻,脉洪数。

治法:凉血清营,解毒散结。

处方:犀角地黄汤、黄连解毒汤、五味消毒饮加减。

2.外治

初期可外敷金黄膏、玉露散;若结块成脓,则宜切开排脓,外敷红油膏;脓尽改用生肌散、白玉膏。

3.针灸治疗

(1)体针:参照"颜面部疔疮"。

(2)砭镰法:若红丝细者,局部皮肤消毒后,以刀针沿红丝行走途径,寸寸挑断,并用拇指和示指轻捏针孔周围皮肤,微令出血,或在红丝尽头挑断,挑破处均盖贴太乙膏掺红灵丹。

本病特点是疮形虽小,但根脚坚硬,病情变化迅速,容易造成毒邪走散。如果处理不当,发于颜面部的疔疮很容易走黄而有生命危险,发于手足部的疔疮则易损筋伤骨而影响肢体功能。

本病属于感染性疾病,主张中西医结合尽早治疗。应注意全身治疗,积极治疗原发病,合理使用抗生素。针灸和中药治疗本病有效,特别是对抗生素有耐药性的感染具有一定的优势。

第三节　痈

痈是一种发生于皮肉之间的急性化脓性疾患。在中医文献中,"痈"的含义是气血为毒邪壅塞而不通,临床上有内痈、外痈之分。外痈生于体表,而内痈生于脏腑,如肝痈、肺痈,虽同属痈证范畴,但在辨证论治上和外痈多有不同,本节只叙述外痈。

痈发无定处,随处可生,因发病部位不同,有各种不同的命名。如生于体表肌肤间的统称一般痈、体表痈;发于颈部的颈痈、腋部的腋痈、肘部的肘痈、胯腹部的胯腹痈、腘窝部的委中毒等,统称痰毒;其他如生于脐部的脐痈,除具有一般痈的共性,又有其特性,故分别叙述。

一、一般痈

一般痈是一种发生于体表皮肉之间的急性化脓性疾患。其临床特点是局部光软无头,红肿疼痛(少数初起皮色不变),结块范围多在 6～9 cm,发病迅速,易肿、易脓、易溃、易敛,或伴恶寒、发热、口渴等全身症状,一般不致损伤筋骨,也不易造成陷证。

（一）病因病机

六淫之邪侵袭人体，郁于肌表；或过食膏粱厚味，脾胃运化失司，湿浊内生，化热化火，火毒结聚肌肤；或局部体表受到损伤，瘀阻络脉，气血失运，复感染毒邪，或瘀血化火，蕴蒸肌肤。皆可使营卫不和，气血凝滞，经络壅遏，聚而成形，发为痈肿。

（二）诊断

1.临床表现

（1）初起：可发生于体表的任何部位。在患处皮肉之间突然肿胀，光软无头，迅速结块，局部红肿灼热疼痛，边界清楚，日后逐渐扩大，变得高肿坚硬。轻者，无全身症状；重者，伴恶寒发热、头痛、泛恶、口渴。

（2）成脓：成脓期在 7 天左右，即使体质较差，气血虚弱不易托毒外出成脓者，亦不会超过 2 周。化脓之际则肿势高突，疼痛加剧，痛如鸡啄。若按之中软有波动感，为内脓已成熟。常伴发热持续不退、口渴、便秘溲赤。

（3）溃后：溃后出脓，脓液多数呈稠厚、黄白色，亦有夹杂赤紫色血块者。若溃后排脓通畅，则肿消痛止，全身症状随之消失，再经 10 天左右收口而愈。若溃后脓出而疮周仍坚硬，多为疮口过小或袋脓，脓流不畅所致；若溃后脓水稀薄，疮面新肉不生，多属气血虚弱所致。

2.检查

血常规检查提示白细胞总数及中性粒细胞比例均增高。

（三）鉴别诊断

1.疖

无头疖病小而位浅，范围小于 3 cm，2～3 天化脓，溃脓后 3～4 天即能愈合，无明显全身症状。

2.脂瘤染毒

患处素有结块，与表皮粘连，其中心表面皮肤常可发现粗大黑色毛孔，挤之有脂浆样物溢出，且有臭味，染毒后红肿较局限，化脓约 10 天，脓出夹有粉渣样物，并有白色包囊，愈合较为缓慢，全身症状较轻。

3.有头疽

初起即有多个粟米状脓头，红肿范围多在 9～12 cm 以上，溃后状如蜂窝，全身症状明显，病程较长。

（四）治疗

本病治疗以清热解毒，驱除毒邪，流通气血为主，并参照病变所患部位、病程的阶段而分证论治。外治按一般阳证疮疡治疗。

1.内治

（1）火毒凝结证：局部突然肿胀，光软无头，迅速结块，表皮焮红，少数病例皮色不变，到酿脓时才转为红色，灼热疼痛，逐渐高肿发硬。轻者，无全身症状；重者，伴恶寒发热、头痛、泛恶、口渴，苔黄腻，脉象弦滑洪数。

治法：疏风清热，行瘀活血。

方药：仙方活命饮加减。发于上部，宜散风清热，用牛蒡解肌汤或银翘散；发于中部，宜清肝解郁，用柴胡清肝汤；发于下部，宜清热利湿，用五神汤或萆薢化毒汤。

(2)热胜肉腐证:红肿明显,肿势高突,疼痛剧烈,痛如鸡啄,溃后脓出肿消痛减;舌质红,苔黄,脉数。

治法:和营清热,透脓托毒。

方药:仙方活命饮合透脓散加减。

(3)气血两虚证:脓水稀薄,疮面新肉不生,新肌色淡红而不鲜或暗红,愈合缓慢。伴面色㿠白,神疲乏力,纳差食少;舌质淡胖,苔少,脉沉细无力。

治法:益气养血,托里生肌。

方药:八珍汤加减。

2.外治

(1)初起:金黄膏、玉露膏外敷;或金黄散、玉露散用冷开水或醋、蜜等调成糊状外敷;或太乙膏,掺红灵丹或阳毒内消散外贴。

(2)成脓:切开排脓。

(3)溃后:先用八二丹或九一丹药线引流,外盖金黄膏或玉露膏;若脓出不畅,宜用垫棉法或手术扩创引流;脓腐已尽,用生肌散掺疮上,外敷生肌白玉膏或红油膏。

(五)预防与调护

(1)疮口周围皮肤应经常保持清洁,以免并发湿疹。

(2)高热时应卧床休息,并多饮温开水。

(3)患在上肢者宜用三角巾悬吊;患在下肢者,宜抬高患肢,并减少行走。

二、痰毒

痰毒是感受风热湿毒,气血被毒邪壅塞于皮肉之间,继而炼液成痰,痰毒互阻,结块而肿的急性化脓性疾病。其临床特点是局部肿胀结块,灼热疼痛而皮色不变,多伴明显的全身症状。

痰毒包括颈痈、腋痈、胯腹痈、委中毒等。颈痈的临床特点是多见于儿童,冬春易见,初起时局部肿胀、灼热、疼痛而皮色不变,肿块边界清楚,具有明显的风温外感症状。颈痈之名见于《素问·病能论》,古代文献中称其为夹喉痈、风痰毒等。腋痈的临床特点是腋下暴肿、灼热、疼痛而皮色不变,发热恶寒,上肢活动不利。腋痈之名见于《外科正宗》,古代文献中称其为米疽、夹肢痈、夹痈、腋挟痰等。胯腹痈的临床特点是局部结块肿痛,继则灼热色红,与髂窝流注相比其病程较短、全身症状较轻。委中毒的临床特点是初起木硬疼痛,皮色不红,小腿屈伸不利,肿块渐成,后可有短期屈曲难伸。委中毒之名见于《证治准绳》,古代文献中称其为腘中毒、曲鳅等。

(一)病因病机

1.风热痰毒

外感风温、风热之邪,蕴而化火,或内伤情志,气郁化火,或过食膏粱厚味,脾胃传化失司,痰热内生,以致外邪内热挟痰壅结于少阳、阳明之络而成颈痈。

2.肝郁痰火

肝脾郁热,或兼忿怒气郁,以致气滞血壅而成腋痈。

3.湿热蕴结

寒湿侵袭,蕴积化热,或湿热下注,壅而不行,阻于脉络导致胯腹痈或委中毒。

4.毒邪流窜

因乳蛾、口疳、龋齿感染毒邪,或因患疮疖,或皮肤破损,感染毒邪,邪毒循经流窜而致痰毒。

(二)诊断

1.临床表现

患者发病前多有相应部位的急性、慢性感染病灶或皮肤黏膜破损、创伤史。

(1)初起:在颈、腋、胯腹间、腘窝等处,有核状肿块,皮色不变,肿胀,疼痛,表面光滑,伴轻重不同的恶寒发热、头痛、口干、便秘溲赤;逐渐漫肿坚实,肿核增大,疼痛加剧,皮肤灼热、红肿,活动度不大;全身症状加重。

(2)成脓:经 7~10 天,结块处皮色渐红,肿势高突,疼痛加剧,痛如鸡啄,按之中软而有波动感。发于颈颌部者,张口咀嚼困难;发于腋部者,上肢举抬受阻;发于腘窝部、胯腹部者,步履受限。伴发热怕冷或高热寒战,头痛,关节疼痛。

(3)溃后:一般脓出黄稠,肿退痛减,10~14 天可以愈合。若溃后脓流不尽,肿势不退,多因切口太小,或因任其自溃,疮口不大,或因疮口位置偏高,引起袋脓,以致引流不畅,影响愈合,此时需及时扩创。若在初期或成脓期应用大量抗生素,常形成较坚硬的肿块,消散较慢,需 1~2 个月后才能消失。如不能控制而欲化脓,则化脓日期一般在 3 周左右。发于颈颌部者,若火毒炽盛或年老体弱,调护不当,病变可向对侧蔓延;或压迫结喉,形成锁喉痈;或绕颈而生,下及胸腋,危及生命。

2.检查

血常规检查提示白细胞总数及中性粒细胞比例增高,并应根据病情做 B 超、肿块细针穿刺细胞学检查等以明确诊断。

(三)鉴别诊断

1.痄腮

本病发于腮部,常双侧并起,皮色不变,酸胀少痛,不化脓,约 1 周消退,口内腮腺口红肿,进食时疼痛,有传染性。

2.腋疽

初起结块推之可动,疼痛不甚,约需 3 个月化脓,溃后脓水稀薄,并夹有败絮样物质,收口缓慢,一般无明显全身症状。若发于小儿左腋,可因在肩部接种卡介苗引起。

3.胶瘤

本病可发生于腘窝,肿块如核桃大小,呈圆形,表面光滑,质硬,或有微痛,或无感觉,不发热,不化脓,穿刺可抽出胶样液体。

(四)治疗

本病治疗以清热化痰,和营消肿为主。临床应根据疾病发病部位及发展阶段的不同,分证论治。

1.内治

(1)风热痰毒证:多见于颈痈。颈旁结块,初起色白濡肿,其形如卵,灼热,疼痛,逐渐漫肿坚实,红肿热痛;伴恶寒发热,头痛,项强,咽痛,口干,溲赤便秘;苔薄腻,脉滑数。

治法:散风清热,化痰消肿。

方药：牛蒡解肌汤或银翘散加减。热甚加黄芩、生山栀、生石膏；便秘加瓜蒌仁、枳实；肿块坚硬加丹参、赤芍、皂角刺，去荆芥、薄荷、牛蒡子。

(2)肝郁痰火证：多见于腋痈。腋部暴肿热痛；伴发热，头痛，胸胁牵痛；舌质红，苔黄，脉弦数。

治法：清肝解郁，消肿化毒。

方药：柴胡清肝汤加减。

(3)湿热蕴结证：多见于胯腹痈、委中毒。胯腹部结块肿痛，或腘窝部木硬肿痛，行走不便；伴恶寒发热，口干，纳呆；苔黄腻，脉滑数。

治法：清热利湿，和营解毒。

方药：五神汤合萆薢渗湿汤加减。湿热重加生薏苡仁、黄柏；溃后屈伸不利者加伸筋草、桑枝。

(4)热盛酿脓证：局部皮肤红肿发亮，灼热疼痛，肿块高突变软，有应指感；伴发热，口干；舌质红，苔黄，脉滑数。

治法：清热托毒透脓。

方药：仙方活命饮合透脓散加减。

(5)气血两虚证：溃后脓出稀薄，疮面新肉不生，色淡红而不鲜或暗红，愈合缓慢；伴面色无华，神疲乏力，纳少；舌质淡胖，苔少，脉细。

治法：益气养血，托里生肌。

方药：八珍汤加减。

(6)余毒凝滞证：局部红肿热痛减轻，惟肿块僵硬不消，全身症状消退。

治法：和营消肿，散结通络。

方药：桃红四物汤加减。

2.外治

(1)初起：金黄膏外敷，或太乙膏掺红灵丹外敷。

(2)成脓：切开排脓。宜循经直开，低位引流，切口够大，以利引流。腋痈宜适时加用垫棉法，以防袋脓。必要时再次扩创引流。

(3)溃后：用药线蘸八二丹或九一丹引流，外盖金黄膏或红油膏；脓腐已尽，外用生肌散、生肌白玉膏。必要时用垫棉法以促进愈合。

(五)预防与调护

(1)积极治疗原发病。

(2)注意季节及气候变化，适寒温。

(3)饮食宜清淡、松软，忌食黏滞难消化或煎炸之品等，保持大便通畅。

(4)保持心情舒畅。

(5)其余参照“一般痈”。

三、脐痈

脐痈是一种生于脐部的急性化脓性疾患。其临床特点是初起脐微肿，渐大如瓜，脓稠无臭则易敛，脓水臭秽终成瘘，不易愈合或反复发作。脐痈之名见于《疮疡经验全书》，古代文献中有盘脐痈等名。

(一)病因病机

1.湿热火毒

饮食不节，内伤情志，房劳过度等均可致使心经火毒，脾胃湿热，移热于小肠，结聚脐部，血凝毒滞而成本病。

2.外伤染毒

脐部湿疮出水，复因搔痒染毒而成本病。

3.先天不足

脐部发育不全，易于感受邪毒而发病。

(二)诊断

1.临床表现

患者发病前往往有脐孔湿疮病史，或脐孔有排出尿液史。

(1)初起：脐部微痛微肿，皮色或红或白，渐渐肿大如瓜，或高突如铃，根盘大，触痛明显，或绕脐而生。

(2)成脓：在酿脓时可伴恶寒发热等全身症状。

(3)溃后：脓水稠厚无臭味者易敛；溃后脓出臭秽，或夹有尿液、粪块，脐孔部胬肉高突，脐孔正中下方有条状硬结，久不收敛者，有溃膜成瘘之虑。

2.检查

根据病情做血常规、B超、X线瘘管造影等检查。

(三)鉴别诊断

脐风：脐中不痛不肿，潮红湿润，或湿烂流滋，瘙痒不适，可反复发作。

(四)治疗

本病治疗以清火利湿解毒为主。对溃膜成瘘者，应予手术治疗。

1.内治

(1)湿热火毒证：脐部红肿热痛；伴恶寒发热，纳呆口苦；苔薄黄，脉滑数。

治法：清火利湿解毒。

方药：黄连解毒汤合四苓散加减。脓成或溃脓不畅加皂角刺、黄芪；热毒炽盛加败酱草、大青叶；脐周肿痒加苦参、白鲜皮。

(2)脾气亏虚证：溃后脓出臭秽，久不收口；伴面色萎黄，肢软乏力，纳呆，便溏；舌淡苔薄，脉濡。

治法：益气健脾。

方药：四君子汤加减。

2.外治

(1)初起：金黄膏外敷。

(2)溃后：用八二丹或九一丹，并用药线引流，外盖红油膏或青黛膏；脓腐已尽，用生肌散、白玉膏。

(3)成漏：疮口中可插入七三丹药线化管提脓，待脓腐脱尽后，加用垫棉法促使管腔闭合。

3.手术疗法

久不收口者,可行瘘管切除术或修补术等手术治疗。

(五)预防与调护

(1)参照"一般痈"。

(2)保持脐部清洁、干燥,勿用手搔抓脐窝。

(3)积极治疗脐部先天性疾病。

第四节　湿疹

湿疹是一种由多种内外因素引起的急性、亚急性和慢性过敏性炎症性皮肤疾患,是皮肤科的常见病、多发病,往往占门诊病例的30%左右。其特征是多形性皮损,弥散性分布,对称性发作,剧烈的瘙痒,反复发病,有演变成慢性的倾向。

本病男女老幼皆可发生,而以过敏体质者为多;无明显季节性,但冬季常常复发。本病急性者多泛发全身,慢性者往往固定在某些部位,亚急性者介于两者之间。本病可泛发,亦可局限。在某些特定的部位,尚有其特殊的表现。

一、病因病机

本病总因禀赋不耐,风、湿、热之邪外阻肌肤所致。或因饮食不节,过食辛辣鱼腥动风之品,或嗜酒,伤及脾胃,脾失健运,致湿热内生,又外感风湿热邪,内外合邪,两相搏结,浸淫肌肤发为本病;或因素体虚弱,脾为湿困,肌肤失养或湿热蕴久,耗伤阴血,化燥生风而致血虚风燥,肌肤甲错,发为本病。西医学认为本病是过敏体质者对体内外各种致敏因素产生过敏反应而诱发的,还可能与神经功能障碍、内分泌失调、肠道疾病、新陈代谢异常等有一定的关系。

急性者,以实证为主,湿热为患,常夹有外风。风为阳邪,其性轻扬,易袭皮毛腠理,头面上肢为重,所谓"伤于风者,上先受之"即是此意。风者善行而数变,来去急快、游走不定,可泛发全身;湿为阴邪,其性黏滞、弥散,重浊而趋下,多袭腠理以致水湿蕴内,而起水疱、糜烂、渗液;风湿均易夹热蕴结,可致皮肤潮红、灼热、作痒、疼痛,是因"热微则痒,热甚则痛"之故。

慢性者,虚中夹实,血虚风燥兼有湿热蕴阻。湿疹反复发作,长期不愈,剧烈瘙痒而致夜眠不安,胃纳不振,脾虚失于运化,致使阴血生化无源,血虚生风生燥,肤失所养,形成皮肤干燥、粗糙、肥厚、脱屑。湿疹发于胸腹、阴部者,多因肝经湿热;因营养异常,代谢障碍所致者,与脾虚湿热蕴阻有关;下肢青筋暴露,患处皮肤色素沉着是湿热内蕴夹有气滞血瘀而成。

总之,湿疹是一种以脾失健运为本,风湿热毒蕴阻肌肤为标,虚实夹杂的疾病。脾主湿,若脾失健运,饮食失宜,则湿从内生。如多饮茶、酒而生茶湿、酒湿;多食鱼腥海鲜、五辛发物而生湿热;多吃生冷水果,损伤脾阳而水湿内生。心主火,心主血脉,心经有火,则血热内生。或因湿热内蕴,复受外风,或因过食辛辣香燥之物,而使血燥生风。

二、临床表现

(一)按发病过程分型

湿疹皮损多样,形态各异,病因复杂,表现不一。其可发生于任何部位,甚则泛发全身,但大多数发生于人体的屈侧、折缝,如耳后、肘弯、腋窝、乳房下、阴囊、肛门周围等处。按其发病过程,湿疹可分为急性、亚急性、慢性三个类型。

1.急性湿疹

原发皮损常有多形性的特征,即同一部位可同时见到红斑、丘疹、丘疱疹、小水疱,有时以某一种为主。急剧发生者以群集的小水疱为主,针尖到粟米大小的小水疱可自行破溃,形成小点状的糜烂,渗液黏稠,干燥形成点状、透明、略黄的结痂。这是本病与其他皮肤病因搔抓而形成的片状的糜烂流滋结痂的重要区别点。炎症轻者,水疱较少且多散在,以后结痂、脱屑而愈,但易反复发作,范围逐渐扩大,因搔抓形成糜烂,滋水淋漓,浸淫成片,病情由轻到重。继发感染者,水疱成为脓疱,疱液混浊,结蜡黄色脓性痂片,引起附近肿痛。患者自觉瘙痒,重者难以忍受,呈间歇性或阵发性,常于夜间增剧,影响睡眠。一般无全身不适,若范围广泛,病情严重,伴有继发感染者可有怕冷、发热、纳呆、便干等症状。病程不定,病情发展时,在大片损害的周围有红斑、水疱散在或于其他部位继发,扩展到全身;缓解时水疱减少、消失,仅留下斑片、脱屑。轻者皮损数日内消失,一般 2～3 周可治愈。皮损范围广泛者需 1 个多月才消失,但常因用水洗,或吃辛辣的大蒜、韭菜、胡葱、生姜、辣椒,或食鱼、虾、蛋、蟹、牛肉、羊肉等发物而引起急性发作或使病情加重,常因反复发作而形成亚急性或慢性湿疹。

2.亚急性湿疹

亚急性湿疹多由急性湿疹迁延而来,潮红肿胀显著减轻,水疱减少,而以小丘疹为主,结痂、鳞屑较多,仍有剧痒,因抓破而有小片糜烂,流滋已止,或有胸闷、纳呆、便溏、溲赤等症状。本病有演变成慢性湿疹的倾向,也可因外界的刺激而呈急性发作。

3.慢性湿疹

慢性湿疹多由急性湿疹、亚急性湿疹反复发作转变而来。局限于某些部位者,亦可一开始即是慢性湿疹。其主要皮损为皮肤肥厚、粗糙、干燥、脱屑、皮纹增宽加深、色素沉着、苔藓样变明显,一般局限在某些特定部位可长久不变,可伴有少量丘疹、抓痕、点状出血、血痂。在热水洗烫或搔抓后可有少量渗液,自觉瘙痒无度,每当就寝或情绪紧张时,有阵发性剧痒,发于关节处者常有皲裂,则痛痒兼作。本病病程缠绵,病情时轻时重,可因诊治及时趋向好转或痊愈,尔后因外来刺激呈急性发作,常数月或数年,甚至数十年不愈。病久不愈,常伴有性情急躁、夜眠不安、头昏眼花、腰酸肢软等症状。

(二)按部位分型

不同部位的湿疹,由于发生在某些特定部位,除了有急性、亚急性、慢性表现外,还或多或少地具有一定的特点,分述如下。

1.头皮湿疹

头皮湿疹多见于成年女性。急性者湿疹潮红、水疱、糜烂、流滋,常因皮脂腺分泌过多结黄厚痂片,有时把头发黏集成团;继发感染者则为脓疱,可发展成毛囊炎、疖,伴有附近肿大疼痛,引起瘢痕性脱发。慢性者以瘙痒、脱屑为主。

2.面部湿疹

面部湿疹较为多见。急性者皮损多对称、弥漫性潮红，细小的丘疹、水疱相互间杂存在，甚则眼睑、口周肿胀。面部湿疹可以和头皮湿疹同时存在。慢性者皮损多呈局限性不对称的斑片，圆形、椭圆或不规则形，有时明显浸润，上覆细薄的少量鳞屑。湿疹在鼻孔、口唇周围者，则浸润、皲裂，有干燥、紧张感；小儿经常用舌舔之，而有边界清楚的暗红色椭圆形斑片；若因唇膏反复刺激引起者，则唇部肿胀。面部湿疹常数月至数年不退。

3.耳部湿疹

发生在外耳道者多是中耳炎引起的传染性湿疹，不在此范围。发生在耳后折缝处或耳轮者，中医叫旋耳疮。耳部湿疹常有潮红、糜烂、流滋、结痂，甚至肿胀，耳后裂开如刀割之状，痒痛并作，常有渗液，结黄色厚痂，往往与眼镜架的反复刺激有关。

4.乳房湿疹

乳房湿疹中医叫乳头风，主要是妇女发病，大多数只发生在乳头上，有的也可累及乳晕或乳房。常表现为边界清楚的斑片，潮湿、糜烂、流滋，上覆鳞屑或结黄色痂片，瘙痒不堪，有时皲裂疼痛。日久则色素沉着，常经年累月不愈。

5.脐部湿疹

脐部湿疹中医叫脐疮。皮损为鲜红或暗红色的斑片，潮湿、糜烂，汁水多少不定，多数结痂呈褐灰或褐黄色，痂下渗液往往带有臭味，边界清楚，多数局限，不向周围扩展，病程慢性，不易治愈。继发感染者常形成脐痈（皮下脓肿）或脐漏。

6.阴部湿疹

阴部湿疹可分为阴囊湿疹（中医叫肾囊风或绣球风）、女性阴部湿疹、肛门周围湿疹三种。

（1）阴囊湿疹：是一种多发病。急性者阴囊潮湿、流滋颇多，常浸湿衣裤，肿胀、结痂、光亮、暗红；日久干燥肥厚，皱纹变深加阔如核桃皮状，有薄痂或鳞屑、色素沉着，亦有因搔抓而致色素减退者，剧烈瘙痒，无法安眠。本病可反复发作，多年不愈，甚至引起淋巴郁滞，呈象皮肿样改变。

（2）女性阴部湿疹：多发生在大阴唇或大阴唇与股部之间的皱襞皮肤处，常为潮红、肿胀、糜烂、流滋，亦可肥厚、浸润，因搔抓、摩擦导致色素减退的为多。本病易感染而发生女阴炎、尿道炎、膀胱炎。

（3）肛门周围湿疹：多局限于肛门口，很少累及周围皮肤。发作时以潮湿、糜烂、流滋为主；慢性时则肥厚、浸润，往往发生辐射状皲裂，伴有色素减退或疼痛。

7.皱褶部湿疹

颌下、腋窝、女性乳房下、腹股沟、阴部等处常因局部潮湿、经常摩擦而起疹。急性者患处潮红、糜烂、流滋、水肿，夹有丘疹、水疱。日久则肥厚、皲裂，有时色素减退。易继发念珠菌感染是此处湿疹的特点。

8.肘部湿疹

肘部湿疹多见于肘窝或伸侧，常为不规则的干燥性斑片，皮肤浸润、肥厚，上有丘疹或细薄的鳞屑，受外界刺激后可有糜烂、流滋。

9.腘窝足背湿疹

腘窝足背湿疹中医叫四弯风，主要为边界较为清楚的红斑，伴小水疱、糜烂、渗液。日久皮肤肥厚，有黏着性细薄鳞屑。

10.手部湿疹

手部湿疹病因复杂，形态多样。湿疹在手背者常边界清楚、潮红、糜烂、流滋、结痂；在手掌者边缘不清，皮肤肥厚粗糙，冬季干燥皲裂、疼痛，病程极为缓慢。

三、诊断与鉴别诊断

湿疹一般根据病史及临床表现特点即可诊断。急性湿疹表现为皮疹呈多形性，对称分布，有渗出倾向；慢性湿疹皮损呈苔藓样变；亚急性湿疹损害介于两者之间。并伴剧烈瘙痒，容易复发。对特殊类型湿疹依据其独特临床表现，诊断也不困难。湿疹因皮疹呈多形性，常需与多种皮肤病鉴别。

（一）与急性湿疹相鉴别的疾病

（1）药物性皮炎：发病突然，皮损广泛而多样。患者在发病前有明确的用药史。

（2）接触性皮炎：与急性湿疹的鉴别如表 3-1 所示。

表 3-1 急性湿疹与接触性皮炎的鉴别

类别	急性湿疹	接触性皮炎
病因	复杂，不明确	有明确接触史
部位	不定，对称分布，屈侧为多	局限在接触部位
皮疹	多形性，边界弥漫不清，伴渗出倾向	单一形态皮疹，边界清楚
形态	不定	有时与接触物表面形态类似
病程	较长，去除刺激后不易很快好转	较短，去除接触物后较快治愈
复发	易于复发	不接触致敏物质后，不易复发

（3）疥疮：皮损以丘疱疹为主，多在指缝、腕部屈侧、腋窝、腹股沟、阴部等处。可看到细条状的皮损，用针挑破，有时可见到疥虫。

（二）慢性湿疹应与牛皮癣（神经性皮炎）相鉴别

牛皮癣皮损好发于颈项、四肢伸侧、尾骶部。初为多角形扁平丘疹，后融合成片，典型损害为苔藓样变，皮损边界清楚，无糜烂渗出史。

（三）与不同部位湿疹相鉴别的疾病

（1）头面部脂溢性皮炎：潮红斑片，油腻性脱屑为多，往往引起脱发。

（2）下肢部丹毒：多先有怕冷、发热等全身症状，皮损鲜红，四周略带水肿，境界明显，局部灼热，患肢附近淋巴结肿痛。

（3）鹅掌风、脚湿气（手足癣）：手足癣患者掌跖部常有水疱、糜烂、脱屑，角化过度，多伴有灰指甲（甲癣）。

四、治疗

本病能明确病因者，首先去除病因，并根据具体症状对症处理。中医药治疗本病以内外合治为宜。

（一）内治

1.湿热浸淫证

本证多见于急性泛发性湿疹，湿热互结、热盛于湿者。皮损多见红斑、丘疹、水疱、糜烂、渗液，边缘弥漫不清，浸淫遍体，瘙痒剧烈。伴有口渴，心烦，大便秘结，小便黄赤，舌质红，苔薄黄腻，脉滑数等症状。治宜凉血清热利湿。方选萆薢渗湿汤合二妙丸加减。常用药物有金银花、连翘、牡丹皮、苦参片、苍术、黄柏、萆薢、茯苓皮、茵陈、大黄、生甘草等。加减法：发于上部或弥散全身者，多夹有风邪，应加祛风清热的桑叶、菊花、苍耳子、蝉衣，去黄柏、茯苓皮；发于中部或肝经所分布者，宜清利肝经湿热，加龙胆草、生山栀、黄芩；发于下部者，湿邪为重，宜清热利湿，加川牛膝、车前子；瘙痒甚者，宜清热止痒，加徐长卿、白鲜皮、地肤子；皮损鲜红灼热者，宜凉血清热，加生地黄、赤芍、牡丹皮。

2.脾虚湿蕴证

本证多见于亚急性湿疹，脾失健运、湿困脾胃者。皮损多以丘疹、结痂、脱屑为主，色淡红或不红，水疱、渗液少，轻度浸润，瘙痒时作，缠绵难愈；伴有胸闷纳呆，腹胀便溏，舌质淡红，苔白腻，脉濡滑等症状。治宜健脾燥湿清热。方选除湿胃苓汤加减。常用药物有苍术、白术、猪苓、茯苓、怀山药、生薏苡仁、车前草、泽泻、徐长卿等。加减法：胃纳不香者，宜芳香化湿，加藿香、佩兰；胸闷不舒者，宜理气宽胸，加厚朴、枳壳；大便溏薄者，宜清热止泻，加金银花炭、黄芩炭；剧痒滋水过多者，宜利湿止痒，加滑石、苦参片。

3.血虚风燥证

本证多见于慢性湿疹，阴血耗伤、血燥生风者。皮损多以肥厚、粗糙、干燥、脱屑为主，伴有色素沉着、苔藓样变，瘙痒剧烈，常反复发作，经年不愈；伴有头晕乏力，口渴咽干，舌质淡红，苔薄，脉濡细等症状。治宜养血祛风，清热化湿。常用药物有生地黄、当归、白芍、小胡麻、白鲜皮、地肤子、萆薢、茯苓皮、蛇床子、生甘草等。加减法：瘙痒不能入眠者，宜潜镇安神，加珍珠母、生牡蛎、夜交藤、酸枣仁；腰脊酸软者，宜补益肝肾，加炙狗脊、仙灵脾、菟丝子；口渴咽干者，宜养阴生津，加玄参、麦冬、石斛；皮损粗糙、肥厚严重者，宜活血祛风，加丹参、鸡血藤、干地龙或乌梢蛇（研粉分吞）；伴急性发作，潮红灼热者，宜凉血清热，加地骨皮、赤芍、丹参、紫草。

4.肺胃阴虚证

本证多见于头面部脂溢性湿疹，肺胃湿热、阴虚内热者。皮损多见头面部，弥散性潮红、丘疹、水疱、糜烂、渗液，结黄色痂片或以脱屑为主，自觉瘙痒难忍，可累月经年不愈；伴有口渴咽干，小便黄赤，大便秘结，舌质红，苔薄黄腻，脉滑数等症状。治宜养阴清热除湿。方选养阴清肺汤加减。常用药物有生地黄、玄参、麦冬、牡丹皮等。

5.肝胆湿热证

本证多见于阴部湿疹及肛门湿疹，肝胆湿热、蕴阻肌肤者。皮损多见局部潮红、丘疹、水疱、轻度糜烂、渗液、结痂，或显著浸润、肥厚，自觉奇痒难忍，不断搔抓，影响睡眠；伴有口苦，心烦易怒，舌质红，苔薄黄，脉滑数等症状。治宜清利肝胆湿热。方选龙胆泻肝汤加减。常用药物有龙胆草、山栀、泽泻、车前子、柴胡、生地黄、生甘草等。

（二）外治

1.急性湿疹

（1）糜烂流滋较多者，用10%黄柏溶液湿敷；或蒲公英60 g，野菊花15 g煎汤待冷后湿敷。

（2）红斑、丘疹、水疱，流滋不多者，用三黄洗剂外搽，每日5～6次；或用青黛散干扑，每日4～5次。

（3）糜烂、脓疱、结痂者，用黄连油或青黛散麻油调搽，每日3次。

2.亚急性湿疹

（1）少量流滋者，选用三黄洗剂外搽，每日3次。

（2）无流滋者，可选用青黛散麻油调搽或黄柏霜外搽，每日3次。

3.慢性湿疹

（1）用青黛膏或皮脂膏外涂，伴有小腿青筋暴露者，另加用缠缚疗法。

（2）用青黛膏、硫黄软膏、湿疹膏加热烘疗法，每日1次。皮损肥厚者，可加用封包疗法。

（三）其他疗法

1.成药、验方

（1）急性湿疹：①清解片一次5片，每日2次；地龙片一次5片，每日2次。②二妙丸、三妙丸、龙胆泻肝丸、防风通圣丸、当归龙荟丸，任选一二种，每次4.5 g，每日2次吞服。③苦参合剂：治阴部湿疹，苦参片60 g，黄柏30 g，蛇床子15 g，金银花30 g。取黄柏、蛇床子研末同苦参片、金银花微火煎2～3次后，再将先后药液混合，候冷后装瓶备用，服时摇匀，每次服20～40 mL，每日3次饭前服。④二黄合剂：一枝黄花15 g，黄柏9 g，蛇床子15 g，苦参片30 g，石菖蒲30 g，虎杖15 g。煎汤头汁内服，二汁洗患处。

（2）慢性湿疹：①当归片一次5片，每日2次。②乌梢蛇片或地龙片一次5片，每日2次。

2.针灸治疗

湿热浸淫者清热化湿，只针不灸，用泻法；脾虚湿蕴者健脾利湿，针灸并用，用补法；血虚风燥者养血润燥，以针刺为主，平补平泻。

处方：以皮损局部和足太阴经腧穴为主，如曲池、足三里、三阴交、阴陵泉。

加减：湿热浸淫加脾俞、水道、肺俞；脾虚湿蕴加太白、脾俞、胃俞；血虚风燥加膈俞、肝俞、血海；痒甚而失眠者加风池、安眠、百会、四神聪等。尚有耳针、皮肤针、穴位注射、艾灸等治疗方法。

3.静脉注射疗法

泛发性湿疹，起病急骤，症情较重者，可予以中药制剂静脉注射，如清开灵注射液、丹参注射液、脉络宁注射液等。

五、预防与调护

（1）急性湿疹或慢性湿疹急性发作的患处，忌用热水烫洗或肥皂等刺激物洗涤。

（2）不论急性、慢性湿疹，应尽可能避免搔抓，并忌食辛辣、鸡、鸭、牛肉、羊肉等发物。

（3）急性湿疹期间，暂缓疫苗预防接种。

第四章　妇产科常见病证

第一节　月经先期

月经周期提前 7 天以上，甚则一月两次，连续两个月经周期以上者，称为月经先期，亦称“经行先期”“经期超前”“经早”。如果每次只提前 3～5 天，或偶尔提前一次，下一周期又恢复正常者，均不作本病论。

一、病因病机

本病发生的机制主要是冲任不固，经血失于制约，月经先期而至。引起冲任不固的原因有气虚、血热之分。气虚之中又有脾气虚弱、肾气不固之分，血热之中又有实热、虚热之别。此外，尚有因瘀血阻滞，新血不安，而致冲任不固，月经先期者，临床亦不鲜见。

（一）脾气虚弱

体质虚弱，或饮食失节，或劳倦过度，或思虑过多，损伤脾气，脾伤则中气虚弱，不能摄血归源，使冲任不固，经血失于统摄而妄溢，遂致月经先期来潮；脾为心之子，脾气虚则夺母气以自救，日久则心气亦伤，发展为心脾气虚。

（二）肾气不固

青年肾气未充，或绝经前肾气渐衰，或多次流产损伤肾气，使肾气不固，冲任失于约制，经血下溢而为月经先期。肾气不足，久则肾阳亦伤，发为肾阳虚，如阳虚不能温运脾阳则脾阳亦衰，发展为脾肾阳虚。

（三）阳盛血热

素体阳盛，或过食辛燥助阳之品，或外感邪热，或妇常在高温环境工作，以致热伏冲任，迫血下行，月经先期而至。

（四）肝郁血热

情志不畅，郁怒伤肝，木火妄动，下扰血海，冲任不固，血遂妄行，以致经不及期先来。若肝气乘脾，脾土受制，则又可发展为肝脾气郁。

（五）阴虚血热

素体阴虚，或失血伤阴，或久病阴亏，或多产房劳耗伤精血，以致阴液亏损，虚热内生，热扰冲任，血海不宁，月经先期而下。

（六）瘀血停滞

经期产后，余血未尽，或因六淫所伤，或因七情过极，邪与余血相结，瘀滞冲任，瘀血内停，则新血不安而妄行，以致先期而至。

二、诊断与鉴别诊断

（一）诊断要点

（1）本病以月经周期提前7天以上、14天以内，连续两个或两个以上月经周期，既往月经基本规律，作为诊断依据。亦可伴有经期、经色、经质的改变。

（2）进行妇科内诊检查，排除炎性、肿瘤等器质性病变；测量基础体温；B超检查；诊断性刮宫取子宫内膜病检。

（二）鉴别诊断

本病以月经周期提前为特点。但若合并经量过多或经期延长，应注意与崩漏鉴别。若月经周期提前而十多天一行，应注意与经间期出血鉴别。

（1）崩漏：崩漏的诊断依据为月经不按周期妄行，出血量多如崩，或量少而淋漓不尽，不能自止。

（2）经间期出血：经间期出血常发生在月经周期的12～16天（但不一定每次月经中间均出血），持续1～2小时至2～3天，流血量一般较少。而月经先期的量、色、质和持续时间一般与正常月经基本相同。

三、治疗

（一）辨证论治

本病辨证，着重于周期的提前及经量、经色、经质的情况，结合形、气、色、脉，辨其虚、实。一般周期提前或兼量多（亦可有量少），色淡，质稀薄，唇舌淡，脉弱者属气虚。周期提前兼见量多，经色鲜红或紫红，质稠黏，唇舌红，脉数有力者属阳盛血热（实热）。质稠，排出不畅，或有血块，胁腹胀满，脉弦者属肝郁血热。周期提前，经量减少（亦可有量正常或增多），色红，质稠，脉虚而数，伴见阴虚津亏证候者属虚热。周期提前伴见经色暗红，有血块，小腹满痛者属血瘀。本病若伴经量过多，可发展为崩漏。临证时应重视经量的变化。本病的治疗原则，应按其疾病的属性，或补或泻，或养或清。如虚而夹火，则重在补虚，当以养营安血为主。脉证无火，而经来先期者，则应视病位所在，或补中气，或固命门，或心脾同治，或脾肾双补，切勿妄用寒凉，致犯虚虚之戒。

1.脾虚

证候特点：月经周期提前，经量或多或少，经色淡红，质清稀。神疲乏力，气短懒言，小腹空坠，纳少便溏，胸闷腹胀，舌质淡，苔薄白，脉细弱。

治法：补脾益气，摄血固冲。

方药：可选用补中益气汤、归脾汤。

（1）补中益气汤：人参、黄芪、甘草、当归、陈皮、升麻、柴胡、白术。

加减：若经血量多，去当归之“走而不守，辛温助动”，加炮姜炭、乌贼骨、牡蛎止血；若腰膝酸软、夜尿频多，配用菟丝子、杜仲、乌药、益智仁益肾固摄；若气虚失运，血行迟滞以致经行不畅或血中见有小块，酌加茜草、益母草、三七粉等活血化瘀。

(2)归脾汤：人参、白术、黄芪、茯神、龙眼肉、当归、酸枣仁、远志、木香、炙甘草、生姜、大枣。

2.肾气不固

证候特点：月经提前，经量或多或少，质清稀。腰膝酸软，夜尿频多，舌暗淡，苔白润，脉沉细。本证常见于初潮不久的少女或将近绝经期妇女。由于青春期肾气未盛，绝经前肾气渐衰，肾虚封藏失职，冲任不固，月经先期而潮。

治法：补肾气，固冲任。

方药：归肾丸、龟鹿补冲汤。

(1)归肾丸：熟地、山药、山茱萸、茯苓、当归、枸杞子、杜仲、菟丝子。

加减：经色暗淡、质清稀，肢冷畏寒者，宜加鹿角胶、淫羊藿、仙茅，温肾助阳，益精养血；量多者加补骨脂、续断、焦艾叶补肾温经，固冲止血；神疲乏力，体倦气短者，加党参、黄芪、白术；夜尿频多者配服缩泉丸。

(2)龟鹿补冲汤：党参、黄芪、鹿角胶、艾叶、龟甲、白芍、炮姜、乌贼骨、炙甘草。

3.阳盛血热

证候特点：月经提前，量多或正常，经色鲜红，或紫红，质稠黏。面唇色红，或口渴，心烦，小便短黄，大便干结，舌质红，苔黄，脉数或滑数。

治法：清热凉血，固冲调经。

方药：清经散、清化饮。

(1)清经散：丹皮、地骨皮、白芍、生地、青蒿、茯苓、黄柏。

加减：若经量甚多，去茯苓以免渗利伤阴，并酌加炒地榆、炒槐花、仙鹤草等凉血止血；若经来有块，小腹痛，不喜按，为热邪灼血成瘀，酌加茜草、益母草以活血化瘀。

(2)清化饮：白芍、麦冬、丹皮、茯苓、黄芩、生地、石斛。

加减：经量过多者，酌加地榆、大小蓟、女贞子、旱莲草清热养阴止血；量少、色鲜红、有块，小腹痛而拒按者为热结血瘀，加丹参、益母草活血化瘀止血。

4.肝郁血热

证候特点：月经提前，量或多或少，经色深红或紫红，质稠，排出不畅，或有血块。烦躁易怒，或胸胁胀闷不舒，或乳房、小腹胀痛，或口苦咽干，舌质红，苔薄黄，脉弦数。

治法：疏肝清热，凉血固冲。

方药：丹栀逍遥散。

丹皮、栀子、当归、白芍、柴胡、白术、茯苓、煨姜、薄荷、炙甘草。

加减：气滞而血瘀，经行不畅，或夹血块者，酌加泽兰、丹参或益母草活血化瘀；两胁或乳房、少腹胀痛者，酌加川楝子炭、延胡索疏肝行气，活血止痛；经量过多者去当归。

5.阴虚血热

证候特点：月经提前，量少或正常(亦有量多者)，经色深红，质稠。两颧潮红，手足心热，潮热盗汗，心烦不寐，或咽干口燥，舌质红，苔少，脉细数。

治法：滋阴清热固冲。

方药：两地汤。

生地、地骨皮、玄参、麦冬、阿胶、白芍。

加减：阴虚阳亢，兼见头晕、耳鸣者，可酌加刺蒺藜、钩藤、夏枯草、龙骨、牡蛎、石决明等平肝潜阳；若经量过多，可加女贞子、旱莲草、炒地榆以滋阴清热止血。

6.血瘀

证候特点：月经周期提前，经量少而淋漓不畅，色暗有块，小腹疼痛拒按，血块排出后疼痛减轻，全身常无明显症状。有的可见皮下瘀斑，舌质暗红，舌边有瘀点，脉涩或弦涩。或小腹冷痛不喜揉按，肢冷畏寒。或胸胁胀满，小腹胀痛。

治法：活血化瘀，调经固冲。

方药：桃红四物汤、通瘀煎。

(1)桃红四物汤：当归、熟地、白芍、川芎、桃仁、红花。

加减：经量增多，或淋漓不尽者，酌加三七粉、茜草炭、炒蒲黄等化瘀止血；小腹胀痛者，加香附、乌药行气止痛。

(2)通瘀煎：当归尾、山楂、香附、红花、乌药、青皮、木香、泽泻。

加减：瘀阻冲任、血气不通的小腹疼痛，加蒲黄、五灵脂化瘀止痛；小腹冷痛，不喜揉按，得热痛缓或肢冷畏寒者，宜加肉桂、小茴香、细辛温经散寒，暖宫止痛；如血量多，酌加茜草、大小蓟、益母草化瘀止血。血瘀而致月经先期，活血化瘀不宜选用峻猛攻逐之品，恐伤冲任，反致血海蓄溢紊乱。化瘀之剂亦不可过用，待月经色质正常，腹痛缓解，即勿再服。若瘀化而经仍未调，当审因求治以善其后。

(二)其他疗法

1.体针疗法

(1)曲池、中极、血海、水泉。针刺行泻法，不宜灸。适用于阳盛血热证。肝郁血热证可配行间、地机。

(2)足三里、三阴交、气海、关元、脾俞。针刺行补法，并施灸。适用于脾气虚弱证。

(3)肾俞、关元、中极、阴谷、太溪。针刺行补法，可灸。适用于肾气不固证。

(4)气海、三阴交、地机、气冲、冲门、隐白。针刺行泻法，可灸。适用于血瘀证。气滞血瘀者，加太冲、期门。因寒凝致瘀，重用灸法。

2.耳针

选穴卵巢、肾、内分泌、子宫。

3.头针

针刺双侧生殖区，适用于脾气虚弱及肾气不固证。

四、预后

本病若治疗得当，多易痊愈。其中伴有经血过多者可发展为崩漏，使病情反复，久治难愈，故应积极治疗。

五、预防与调护

平素特别是经期、产后须注意适寒温，避免外邪入中；勿妄作劳，以免耗气伤脾；保持心情舒畅，使血气安和；重视节制生育和节欲，以蓄精养血。月经先期又见量多者，经行之际勿操劳过度，以免加剧出血，亦不宜过食辛辣香燥，以免扰动阴血。对于情志所伤者，给予必要的关怀、体谅、安慰和鼓励，同时注意经期勿为情志所伤。经期用药，注意清热不宜过于苦寒，化瘀不可过用攻逐，以免凝血、滞血或耗血、动血之弊。

第二节　月经后期

月经周期延长7天以上，甚至3～5个月一行，连续出现两个周期以上者称为月经后期，亦称“月经错后”“月经延后”“经水过期”“经迟”等。月经初潮后1年内，或进入更年期，周期时有延后，但无其他证候者，不作病论。

一、病因病机

月经后期的发生有虚实之不同。虚者多因阴血不足，或肾精亏虚，使冲任不充，血海不能如期满溢而致；实者多因血寒、气滞等导致血行不畅，冲任受阻，血海不能按时满盈，而使月经错后。

(一)血虚

素体虚弱，营血不足，或久病失血，或产乳过多，耗伤阴血，或饮食劳倦，损伤脾胃，生化无源，均可致阴血不足，血海空虚，不能按时满溢，以使月经周期错后。

(二)肾虚

先天禀赋不足，或房劳多产，损伤肾精，精亏血少，冲任不足，血海不能如期满溢，以致月经后期。

(三)血寒

素体阳虚，或久病伤阳，寒从内生，脏腑失于温养，生化不及，气虚血少，冲任不足，血海不能按期满盈；或经期产后，寒邪内侵，或调摄失宜，过食生冷，或冒雨涉水，感受寒邪，搏于冲任，血为寒凝，经脉受阻，故月经后期。

(四)气滞

素多抑郁，或忿怒忧思，情志内伤，气机郁滞，血行不畅，阻滞冲任，血海不能按时满溢，则经行延迟。

二、诊断要点

(一)病史

患者可有情志不遂、饮冷感寒史，或有不孕史。

(二)症状

月经周期延后7天以上，甚至3～5个月一行，连续发生两个周期以上。

(三)妇科及辅助检查

妇科检查子宫大小正常或略小。基础体温、性激素测定及B超等检查有助于本病诊断。

三、鉴别诊断

本病应与早孕、月经先后无定期、妊娠期出血病证相鉴别。

(一)早孕

育龄期妇女月经过期,应排除妊娠。早孕者,有早孕反应,妇科检查宫颈着色,子宫体增大、变软,妊娠试验阳性,B超检查可见子宫腔内有孕囊。

(二)月经先后无定期

月经先后无定期月经周期虽有延长,但又有先期来潮,而与月经后期仅月经延期不同。

(三)妊娠期出血病证

假如以往月经周期正常,本次月经延后又伴有少量阴道出血,或伴小腹疼痛者,应注意与胎漏、异位妊娠相鉴别。

四、辨证

月经后期的辨证,主要根据月经的量、色、质及全身症状,辨其虚、实。经量少、色淡、质稀,头晕心悸者为血虚;经量少、色暗淡、质清稀,伴腰酸腿软者为肾虚;经量少、色暗或夹有血块,小腹冷痛喜温者为血寒;经量少、色暗红或夹有血块,小腹胀痛而拒按者为气滞。

(一)血虚

证候:经行错后,经血量少,色淡质稀。经行小腹绵绵作痛,面色苍白或萎黄,皮肤爪甲不荣,头晕眼花,体倦乏力,心悸失眠,舌淡苔薄,脉细弱。

分析:营血亏乏,冲任不充,血海不能按时满盈,则经行错后,经血量少、质稀、色淡;血虚胞宫、脉络失养,则小腹绵绵作痛;血虚不能上荣,则头晕眼花;血虚肌肤四肢失润,则面色苍白、萎黄,皮肤爪甲不荣;血虚气弱,则肢倦乏力;血虚心神失养,则心悸失眠。舌淡,脉细弱皆为血虚之征。

(二)肾虚

证候:月经周期延后,经量少,色暗淡,质清稀,或白带多而稀。腰膝酸软,头晕耳鸣,面色晦暗,舌淡,苔薄白,脉沉细。

分析:肾虚精亏血少,冲任不充,血海不能如期满溢,则月经周期延后,经量少;肾虚命门火衰,血失温煦,故色暗淡,质清稀;肾虚水失温化,湿浊下注,带脉失约,故白带清稀;肾虚外府失养,故腰膝酸软;精血亏虚,不荣于上,故头晕耳鸣,面色晦暗。舌淡,苔薄白,脉沉细均为肾虚之征。

(三)血寒

证候:经行错后,经血量少,色暗有块。经行小腹冷痛,喜温拒按,面色青白,畏寒肢冷,小便清长,舌暗红,苔白,脉沉紧或沉迟。

分析:阳虚寒盛,血少寒凝,经血运行不畅,则经行延迟,经血量少,色暗有块;寒凝阳伤,胞脉失煦,则少腹冷痛,喜温拒按;寒盛阳不外达,则面色青白,畏寒肢冷;膀胱失温,气化失常,则小便清长。舌脉均为寒盛之征。

(四)气滞

证候:月经延后,经血量少,色暗红有块。小腹胀痛,或胸胁、乳房胀痛不适,精神抑郁,喜太息,舌暗红,苔薄白或微黄,脉弦或涩。

分析:情志内伤,气机郁结,血为气阻,运行迟滞,则经行延后,经血量少,色暗有块;气机阻滞,气血运行不畅,则小腹、胸胁、乳房胀痛;情志所伤,气机不利,故精神抑郁,喜太息。舌脉所见为气机阻滞之征。

五、治疗

月经后期治疗以调整周期为主,应遵循"虚则补之,实则泻之,寒则温之"原则施治。虚证治以养血补肾,调补冲任;实证治以温经散寒,和血行滞,疏通经脉。

(一)中药治疗

1.血虚

治法:补血益气调经。

处方:大补元煎。

方中人参大补元气,气生则血长;山药、甘草补脾气,助人参以资生化之源;当归养血活血调经;熟地、枸杞、山萸肉、杜仲滋肝肾,益精血。诸药合用,大补元气,益精养血。若气虚乏力、食少便溏,去当归,加砂仁、茯苓、炙黄芪、白术以增强补脾和胃之力;心悸失眠,加炒枣仁、远志、五味子以宁心安神;血虚便秘,加肉苁蓉益精补血,润肠通便。

若阴虚血少,五心烦热,口干舌燥,可用小营煎,以滋养肝肾,补益精血。

2.肾虚

治法:补肾填精,养血调经。

处方:当归地黄饮。

方中以当归、熟地养血育阴;山茱萸、山药、杜仲补肾填精;牛膝通经血,强腰膝,使补中有行;甘草调和诸药。全方重在补益肾气,填精养血。若肾气不足,日久伤阳,症见腰膝酸冷者,可酌加菟丝子、巴戟天、仙灵脾等以温肾阳,强腰膝;白带量多者,酌加鹿角霜、金樱子温肾止带;若肾阴不足,精血亏虚,而见头晕耳鸣,加枸杞子、制首乌、龟甲、龙骨滋阴潜阳。本证也可服用肾气丸,每次 1 丸,每天 2～3 次。

3.血寒

治法:温经散寒,行血调经。

处方:温经汤。

方中肉桂温经散寒,当归养血调经,川芎行血中之气,三药温经散寒调经;人参甘温补元,助归、芎、桂宣通阳气而散寒邪;莪术、丹皮活血祛瘀,牛膝引血下行,加强活血通经之功;白芍、甘草缓急止痛。全方有温经散寒,益气通阳,行血调经之功效。若经血量少,加卷柏、鸡血藤行血调经;若腹痛明显,加五灵脂、蒲黄活血祛瘀止痛;若中阳不足而便溏,加白术、山药、神曲健脾益气;若阳虚较重,形寒肢冷,加巴戟天、仙灵脾温肾助阳。

4.气滞

治法:理气行滞,活血调经。

处方：加味乌药汤加当归、川芎。

方中乌药、香附疏肝理气行滞；砂仁、木香健脾和胃消滞；延胡索、槟榔利气宽中止痛；甘草调和诸药；加当归、川芎和血通经。诸药共奏疏肝行气，活血调经，止痛之功效。若经量过少、有血块，加鸡血藤、丹参以活血调经；若胸胁、乳房胀痛明显，酌加柴胡、川楝子、王不留行以疏肝解郁，理气通络止痛；若月经量多、色红，心烦，为肝郁化火，行经期酌加茜草炭、地榆、焦栀子清热止血。

（二）针灸治疗

基本处方：选穴气海、归来、血海、三阴交。方中气海位于任脉，有调和冲任、补肾益气的作用；归来位于下腹部，可活血通经，使月水归来；血海和血调经；三阴交为足三阴经之会，益肾调血，补养冲任。

加减运用：肾虚加灸肾俞、太溪，补肾填精，养血调经，诸穴均针用补法；血虚者加足三里、脾俞、膈俞，调补脾胃以益生血之源，诸穴均针用补法；血寒者加天枢、中极灸之以温通胞脉，活血通经；气滞者加行间、太冲疏肝解郁，理气行血，诸穴均针用泻法。一般于经前 5～7 日开始治疗，至月经来潮，连续治疗 3～5 个周期。

第三节 妊娠恶阻

妊娠后出现恶心呕吐，头晕厌食，甚则食入即吐，称为妊娠恶阻，亦称为“子病”“病儿”“阻病”。妊娠恶阻多发生在妊娠 6～12 周，孕 3 个月后能逐渐消失。如果在孕早期仅有恶心欲吐、择食、头晕、倦怠，是早孕反应，不属病态。妊娠恶阻与西医学的妊娠剧吐相似，可互相参照。妊娠恶阻是妊娠早期常见的病证之一，若治疗及时，护理得法，多数患者可迅速康复，预后大多良好。

一、病因病机

本病的主要机制是冲气上逆，胃失和降。因孕后胎元初凝，血聚养胎，胞宫内实，冲气偏旺，冲气上逆犯胃所致。

（一）脾胃虚弱

孕后经血停闭，血聚冲任养胎，冲脉气盛，冲脉隶于阳明，若胃气素虚，胃失和降，冲气夹胃气上逆，而致恶心呕吐。

（二）肝胃不和

平素性躁多怒，肝郁化热，孕后血聚养胎，肝血更虚，肝火愈旺，且冲脉气盛，冲脉附于肝，肝脉夹胃贯膈，冲气夹肝火上逆犯胃，胃失和降，遂致恶心呕吐。

二、诊断要点

本病之诊断，首先应根据病史、症状及有关检查确诊为有孕。

（一）临床表现

孕后出现恶心、呕吐、厌食、懈怠、嗜食酸味等症者，则为恶阻。初为早孕反应，逐渐加剧，甚至呕吐频频不能进食；呕吐物中有胆汁或咖啡渣样物；严重者出现意识模糊及昏睡状态。

体征：明显消瘦、疲乏，皮肤黏膜干燥，眼球下陷，脉搏增快，体温轻度升高，甚至血压下降。

（二）检查

酮体测定，由于代谢性酸中毒，酮体＋～＋＋＋＋。其他检查见肝肾功能受损，血胆红素、转氨酶升高，尿素氮和肌酐增高。尿中出现蛋白和管型。如恶阻严重，持续不愈，血压增高，可发展为妊娠期高血压疾病，则须住院治疗，或终止妊娠。

三、鉴别诊断

（一）妊娠期合并病毒性肝炎

有急性病毒性肝炎或有与肝炎患者密切接触史，接受输血、注射血制品的病史；恶心呕吐、食欲减退同时伴有厌油腻、腹胀腹泻及肝区痛，有高热、黄疸；检查肝脏肿大，有压痛；肝功能、乙肝抗原抗体、血清胆红素检查等可资鉴别。

（二）急性胆囊炎

急性胆囊炎患者可有饱餐病史；右上腹绞痛，向肩部放射，伴有恶心呕吐，并可有高热、寒战；右上腹腹肌紧张、反跳痛，化验白细胞增多等。

（三）妊娠合并急性胰腺炎

急性胰腺炎患者有饱食或饮酒史，突然上腹剧痛，向左肩或腰部放射，伴有恶心呕吐、发热等；血清淀粉酶测定对诊断有意义。

（四）妊娠合并急性阑尾炎

急性阑尾炎开始于脐周或中上腹部疼痛，伴有恶心呕吐，随后腹痛转移到右下腹，有压痛及反跳痛，伴肌紧张，出现体温升高和白细胞增多。

四、辨证论治

本病发生的病因病机主要是冲脉之气上逆，胃失和降。恶阻，以呕吐为主症，常可从呕吐物的性状及患者的口感辨虚实：口淡，呕吐清涎或痰涎者，多为脾胃虚弱；口苦，呕吐酸水或苦水者，多为肝胃不和；若口干烦渴，干呕或呕吐血性物，多为气阴两伤之证。

治疗恶阻以调气和中，降逆止呕为主。此外，还须重视调饮食、情志和讲究服药方法。

（一）脾胃虚弱

1.证候

妊娠早期，恶心呕吐不食，恶闻食气，食入即吐；口淡，呕吐清涎或食糜；头晕纳呆，神疲倦怠，嗜卧嗜睡；舌淡苔白，脉缓滑或细滑无力。

2.证候分析

孕后血聚于下以养胎元，冲气偏盛而上逆，胃气虚弱，失于和降，冲气夹胃气上逆，所以呕吐不食，或食入即吐；脾胃虚弱，运化失职，因而脘腹胀闷，不思饮食；中阳不振，清阳不升，则头晕体倦，怠惰思睡；舌淡，苔白，脉缓滑无力均为脾胃虚弱之征。

3.治法

健脾和胃，降逆止呕。

4.主方

香砂六君子汤(《名医方论》)加减。

5.处方举例

党参 20 g,白术 15 g,云茯苓 20 g,法半夏 10 g,砂仁(后下)6 g,木香(后下)10 g,生姜 3 片,大枣 6 个,柿蒂 15 g,橘红 6 g。

(二)肝胃不和

1.证候

妊娠早期,恶心呕吐,恶闻食气,甚则食入即吐;呕吐酸水或苦水;头晕而胀,胸胁胀痛,心烦急躁,嘈杂不安,口苦咽干;唇干舌红,苔黄,脉弦滑数。

2.证候分析

孕后冲气夹肝火上逆犯胃,故呕吐酸水或苦水;肝郁气滞,气机不利,所以胸胁满闷,嗳气叹息;肝火上逆,因而头晕目眩,口苦咽干;舌红,苔黄,脉弦滑数均为肝热内盛之征。

3.治法

调肝养胃,降逆止呕。

4.主方

苏叶黄连汤(《温热经纬》)合橘皮竹茹汤(《济生方》)加减。

5.处方举例

苏叶 15 g,川黄连 6 g,白茯苓 20 g,陈皮 6 g,竹茹 15 g,法半夏 10 g,麦冬 15 g,枇杷叶 15 g,太子参 30 g,代赭石 15 g,白芍 15 g。

上述都可致呕吐不止,不能进食,而导致阴液亏损,精气耗散,患者出现精神萎靡,形体消瘦,眼眶下陷,双目无神,四肢无力;严重者出现呕吐带血样物,发热口渴,尿少便秘,唇舌干燥,舌红,苔薄黄或光剥,脉细滑数无力等气阴两亏的严重证候(查尿酮体常呈强阳性反应)。治宜益气养阴,和胃止呕。方用生脉散合增液汤(《温病条辨》),方药组成为玄参、麦冬、生地黄加乌梅、竹茹、芦根。呕吐带血样物者,加藕节、海螵蛸、乌梅炭养阴清热,凉血止血。

五、预后转归

本病若治疗及时,护理得法,多数患者可迅速康复,预后大多良好。必要时,采用中西医结合治疗,给予输液、纠正酸中毒及电解质紊乱。若患者经治疗无好转,或体温升高达 38 ℃以上,心率超过 120 次/分,或出现黄疸时,应考虑终止妊娠。

六、预防与调护

(1)素有胃病者,往往恶阻会较严重,必须注意保护胃气,饮食宜软而清淡,易于消化。

(2)恶阻者食之易吐,故服药必须少量多次或煎汤代茶,慢慢温服。

(3)本病严重者呕吐频繁,易引起水、电解质紊乱,必要时应给予输液。出现尿酮体阳性者,应纠正酸中毒及电解质紊乱。

(4)如妊娠合并肝炎,或有妊娠期高血压疾病时,应做相应治疗。

参考文献

[1](汉)张仲景.金匮要略[M].于志贤,张智基,点校.北京:中医古籍出版社,1997.

[2](汉)张仲景.伤寒杂病论[M].刘世恩,毛绍芳,点校.北京:华龄出版社,2000.

[3](唐)孙思邈.千金方[M].刘更生,点校.北京:华夏出版社,1993.

[4](唐)王冰.黄帝内经素问[M].戴铭,张淑贤,林怡,等点校.南宁:广西科学技术出版社,2016.

[5](元)王履.医经溯洄集[M].章升懋,点校.北京:人民卫生出版社,1993.

[6](明)陈实功.外科正宗[M].刘忠恕,张若兰,点校.天津:天津科学技术出版社,1993.

[7](明)方广.丹溪心法附余[M].王英,曹钒,林红,校注.北京:中国中医药出版社,2015.

[8](明)吴有性.温疫论[M].杨进,点校.北京:中国医药科技出版社,2018.

[9](明)薛己.薛氏医案[M].张慧芳,伊广谦,校注.北京:中国中医药出版社,1997.

[10](明)张景岳.景岳全书·杂证谟选读[M].邱宗志,点校.重庆:重庆大学出版社,1988.

[11](清)程国彭.医学心悟[M].田代华,点校.天津:天津科学技术出版社,1999.

[12](清)罗美.古今名医方论[M].张慧芳,伊广谦,校注.北京:中国中医药出版社,1994.

[13](清)唐容川.血证论[M].金香兰,校注.北京:中国中医药出版社,1996.

[14](清)徐灵胎.医学源流论[M].古求知,校注.北京:中国医药科技出版社,2019.

[15]曹伟.临床常见疾病中医诊治疗法[M].上海:上海交通大学出版社,2023.

[16]楚瑞阁.现代中医基础与临床实践[M].开封:河南大学出版社,2019.

[17]丁照亮.中医临床实用与实践[M].长春:吉林科学技术出版社,2022.

[18]杜革术.中医临床诊断与治疗技术[M].西安:陕西科学技术出版社,2022.

[19]冯伟鹏.现代中医临床诊疗[M].武汉:湖北科学技术出版社,2022.

[20]李灿东,方朝义.实用中医诊断学[M].北京:中国中医药出版社,2021.

[21]卢立顺.实用临床中医诊疗方法与研究[M].长春:吉林科学技术出版社,2022.

[22]马英明.现代中医临床应用[M].长春:吉林科学技术出版社,2023.

[23]潘爱民.临床中医内科疾病诊治与康复[M].长春:吉林科学技术出版社,2023.

[24]王芙蓉,张丽华,贾超.中医基础与临床辨证[M].上海:上海交通大学出版社,2023.

[25]王少英.临床中医诊疗精粹[M].北京:中国纺织出版社,2020.

[26]王艳静.现代中医临床应用[M].长春:吉林科学技术出版社,2022.

[27]张海涛,康巧,尹璐,等.实用临床中医诊疗方法与研究[M].北京:中国纺织出版社,2019.

[28]张雷.实用中医内科学[M].西安:西安交通大学出版社,2018.
[29]张茂亮.中医临床诊治与康复[M].上海:上海科学技术文献出版社,2023.
[30]张则彦.实用临床中医针灸诊疗精要[M].哈尔滨:黑龙江科学技术出版社,2023.
[31]朱德友.实用临床中医诊疗[M].长春:吉林科学技术出版社,2019.
[32]左尚宝.现代中医基础与临床诊疗[M].青岛:中国海洋大学出版社,2020.